V&R

Jochen Schweitzer / Elisabeth Nicolai /
Nadja Hirschenberger

Wenn Krankenhäuser Stimmen hören

Lernprozesse in psychiatrischen Organisationen

Mit 3 Tabellen

Vandenhoeck & Ruprecht

Bibliografische Information Der Deutschen Bibliothek

Die Deutsche Bibliothek verzeichnet diese Publikation in der
Deutschen Nationalbibliografie; detaillierte bibliografische Daten
sind im Internet über <http://dnb.ddb.de> abrufbar.

ISBN 3-525-46229-8

Umschlagabbildung: Kasimir Malevich, *Suprematistische Komposition:
Flugzeug in der Luft*, 1914, Öl auf Leinwand, 58,1 x 48,3 cm.

© 2005, Vandenhoeck & Ruprecht GmbH & Co. KG, Göttingen.
Internet: www.v-r.de
Alle Rechte vorbehalten. Das Werk und seine Teile sind urheberrechtlich
geschützt. Jede Verwertung in anderen als den gesetzlich zugelassenen
Fällen bedarf der vorherigen schriftlichen Einwilligung des Verlages.
Hinweis zu § 52a UrhG: Weder das Werk noch seine Teile dürfen ohne
vorherige schriftliche Einwilligung des Verlages öffentlich zugänglich
gemacht werden. Dies gilt auch bei einer entsprechenden Nutzung
für Lehr- und Unterrichtszwecke.
Printed in Germany.
Satz: Text & Form, Garbsen.
Druck und Bindung: Hubert & Co., Göttingen.

Gedruckt auf alterungsbeständigem Papier.

Unter Mitarbeit von

Gunthard Weber

Jürgen Armbruster
Peter Scheidt
Thomas Klingler
Joachim Speicher
Paul Blum
Beate Baumgarte
Sabine Hollander
Martin von Hagen
Johannes Johannsen
Gerald Klekamp
Georg Rindermann
Thomas Starzinski
Uwe Varga
Bernward Vieten

Wolf Ritscher

Inhalt

Vorwort 9

1 Basis-Know-How: Was Kliniker über systemische
  Organisationsentwicklung und Handlungsforschung
  wissen sollten 17
  1.1 Systemische Organisationsentwicklung 17
  1.2 Handlungsforschung in der systemischen
      Organisationsentwicklung 27

2 Das Heidelberger Projekt: »Systemische Organisationsentwicklung in psychiatrischen Einrichtungen« 41
  2.1 Die Geburt des Projekts aus dem Geist der
      Psychiatriereform und der systemischen Therapie ... 41
  2.2 Die Projektziele 45

3 Wenn Krankenhäuser Besuch bekommen: Unterwegs
  mit der »Reflexionsliste« 49
  3.1 Die Reflexionsliste 49
  3.2 Die Besuche mit der Reflexionsliste: Verfeinerung
      eines Organisationsentwicklungsrituals 63
  3.3 »Neue Besen sollten langsam kehren!« –
      Sektorisierung nach einem Chefarztwechsel –
      ein Fallbeispiel 77

4 Wenn Stimmen anders hörbar werden – Fragen an
  Patienten, Angehörige, Mitarbeiter und Überweiser 89
  4.1 Umfrageforschung in der Psychiatrie –
      das Spektrum der Themen und Methoden 89
  4.2 »Wenn ich hier der Chefarzt wäre« – ein Fallbeispiel 93
  4.3 Die »Does and Don'ts« von Befragungen in
      psychiatrischen Einrichtungen 102

5 Der Stand der Kunst: Systemische Selbstreflexion und
  Verhandlungskulturen in der Psychiatrie 110
  5.1 Einige typische Unterschiede psychiatrischer
      Organisationen 111
  5.2 Systemische Arbeit mit Patienten und Angehörigen –
      eine Frage der Autonomie 115
  5.3 Mitarbeiterpartizipation, Leitungskulturen,
      Organisation 135
  5.4 Umweltbeziehungen 155
  5.5 Kritische Punkte, an denen weiterzuarbeiten lohnt 159

6 Was wir »nebenbei« noch alles gelernt haben 161
  6.1 Wie gelingt Organisationsentwicklung? 161
  6.2 Systemisch führen in psychiatrischen Kliniken 164
  6.3 Kundenorientierung unter verschärften Bedingungen .. 171
  6.4 Systemische Familientherapie im psychiatrischen
      Alltag 176

7 Ausblicke 180
  7.1 Die Reflexionsliste als Beratungsinstrument 180
  7.2 Systemische Akutpsychiatrie – das SYMPA-Projekt 180

Anhang: Manual zur Reflexionsliste 182

Literatur 204

Die Autoren 215

Vorwort

Dieses Buch bietet seinen Lesern zweierlei – und wird daher wohl für zwei verschiedene Lesergruppen von Interesse sein:

1. Es bietet Führungskräften, Qualitätsmanagern und Organisationsberatern eine Reihe von uns selbst entwickelter Feedbackinstrumente an. Mit diesen können sie psychiatrischen und anderen medizinischen und sozialen Organisationen helfen, sich selbst kennen zu lernen – indem sie Stimmen hören, die normalerweise nicht zu Wort kommen.

2. Es bietet psychiatrisch Tätigen mit einer systemtherapeutischen Orientierung zahlreiche Anregungen, wie sie in Kliniken und gemeindepsychiatrischen Einrichtungen die ganze Palette psychiatrischer Alltagstätigkeiten kontext- und lösungsorientiert weiterentwickeln können.

Das Buch wandert also auf der Grenzlinie zwischen systemischer Organisationsentwicklung und systemischer Psychotherapie. Es gewinnt seine Erkenntnisse in psychiatrischen Organisationen. Diese sind aber mit einigen Variationen auf zahlreiche andere stationäre und ambulante Einrichtungen im Gesundheits- und Sozialwesen übertragbar.

Das Buch erzählt zugleich die Geschichte eines ungewöhnlichen Handlungsforschungsprojekts. Diese Geschichte beginnt auf einer gemeinsamen Bahnfahrt von Gunthard Weber und Jochen Schweitzer nach Bozen im Januar 1996, als beide beschlossen, »offene Fäden« ihrer früheren Arbeit weiter zu knüpfen.

Beide hatten am Beginn ihrer Berufslaufbahn in psychiatrischen Landeskrankenhäusern die damaligen Organisationsregeln psychiatrischer Versorgung als hemmendes Korsett sinnvollen sozialpsychiatrischen Arbeitens erlebt. Beide hatten die systemische Familientherapie als ein Verfahren zum Suchen und Finden von Ausgängen aus psychiatrischen Patientenlaufbahnen erlernt, beforscht und an andere vermittelt. Sie liebäugelten nun beide damit, knapp 15 beziehungsweise 25 Jahre später in neuer Form in die Psychiatrie zurückzukehren und zu prüfen, ob in den inzwischen veränderten Zeitläufen die Organisation psychiatrischen Arbeitens nicht mehr Freiheitsgrade ermögliche als seinerzeit.

Der Rest der Geschichte wird in diesem Buch erzählt. In der Geschichte treten relativ rasch nach jener Bahnfahrt zahlreiche Menschen und Institutionen auf, ohne die wir sie nicht würden erzählen können. Das sind vor allem viele Leitungskräfte und ihre Mitarbeiterinnen aus mindestens 17 psychiatrischen Kliniken und gemeindepsychiatrischen Diensten, die mit unserer Begleitung ihre Organisationen ein mehr oder minder großes Stück weiterentwickelt haben. Das ist die Stiftung für Bildung und Behindertenförderung in Stuttgart, für uns vor allem durch Eva Madelung und Wilfried Börgerling vertreten, die dieses Projekt inhaltlich Anteil nehmend, finanziell großzügig und unbürokratisch gefördert hat. Das sind Liz Nicolai und Nadja Hirschenberger, die als beobachtende, forschende und beratende Besucherinnen immer wieder aus dem Heidelberger Projektbüro in die Projekteinrichtungen reisten und Laptops voller Einrücke mitbrachten. Das ist schließlich die Abteilung Medizinische Psychologie am Universitätsklinikum Heidelberg mit ihrem Chef Rolf Verres, die für das Projektbüro und unsere insgesamt 12 zweitägigen Projekttreffen ein stimulierendes Ambiente bot. Gunthard Weber hat dieses Buch zwar nicht mitgeschrieben, aber die Projektentwicklung ganz wesentlich mit getragen; Wolf Ritschers sorgfältige, freundschaftlich-kritische Lektüre unseres ersten Buchmanuskripts hat dafür gesorgt, dass dieses Buch (hoffentlich) klar, prägnant und leserfreundlich geworden ist; Horst Scherg hat es auch äußerlich »in Form gebracht«.

Die Geschichte lässt sich in Etappen unterteilen. Es brauchte bis Februar 1997, um das Projektseminar zusammenzubringen, und bis Oktober 1997, um mit Unterstützung der Stiftung das Projektbüro aufzubauen. Insbesondere aber brauchte es fast ein ganzes Jahr bis Februar 1998, um die frühe Chaos-Phase des »Learning by Trial and Error« mit ihren ausdauernden Debatten über die Frage »Was ist hieran wirklich systemisch?« zu überwinden und von April 1998 bis Mai 2000 in eine Phase des produktiven Arbeitens in den psychiatrischen Einrichtungen selbst einzutreten. Dazu, dass dies gelang, trug ein partieller »Mannschaftsaustausch« der Projektteilnehmer ebenso bei wie eine kurze aber anregende externe Beratung unseres Projekts durch Ulrich Clement.

Es ist eine Geschichte mit vielen kleineren, darin eingebetteten Geschichten. Viele davon erfuhr Liz Nicolai bei ihren »Besuchen mit der Reflexionsliste«. Andere erfuhren Kliniken voneinander, wenn sie sich gegenseitig besuchten. Viele handeln von Umfragen per Interviews oder Fragebögen, und was Nadja Hirschenberger darüber herausfand, was dabei herauskam. Manche betreffen »meinen Platz in meiner Organisation«, wie ihn einzelne Projektteilnehmer in den Organisationsaufstellungen während der Projektseminare unter Anleitung von Gunthard Weber aus einer Metaperspektive betrachteten. Am interessantesten aber scheinen uns die vielen »sozialen Erfindungen«, die wir in den Kliniken, Wohnverbünden und sozialpsychiatrischen Diensten teils einfach beobachtet, teils mit angestoßen haben und von denen wir in diesem Buch ausführlich berichten.

So wie wir die Kliniken besuchten, so ließen wir uns in Heidelberg gern von Gästen besuchen und unsere Praxis wie unsere Forschung anregen. In unser Projektseminar kamen Günter Schiepek (München), Andreas Mugler (Günzburg), Maja Heiner (Tübingen), Christian Moser (Hall in Tirol) und Gunter Schmidt (Heidelberg/Siedelsbrunn). 160 Kolleginnen und Kollegen kamen im Juni 1998 zu unserer Tagung »Systemische Therapie- und Beratungsforschung«, wo unter anderem Bruno Hildenbrand (Jena), Maja Heiner (Tübingen) und Manfred Cierpka (Heidelberg) uns eine »Forschungsberatung live« angedeihen ließen. 60 andere Kolleginnen und Kollegen besuchten uns im Februar 2000 anläßlich unserer State-of-the-Art-Tagung »Systemische Organisationsentwicklung in psychiatrischen Einrichtungen«.

All diese Ereignisse boten Gelegenheit, die Geschichten zu sammeln, die den Stoff dieses Buchs darstellen. Diese Geschichten galt es zu sichten und zu selektieren im Blick auf unser wesentliches Erkenntnisinteresse: Wie können sich psychiatrische Einrichtungen so organisieren, dass sie als Organisation den am psychiatrischen Behandlungsprozess beteiligten Parteien selbstreflexive gemeinsame Lernprozesse ermöglichen (siehe z. B. Willke 1993) und dadurch zu einem Mehr an Mitbestimmung, an Kundenorientierung, an Normalisierung und Entpathologisierung im klinischen Alltag beizutragen (siehe z. B. Schweitzer u. Reuter 1991; Ludewig 1992; Hargens 1993; Schweitzer 1995; Schweitzer u. Schumacher 1995).

Unser Ziel ist es, durch Institutionalisierung systemischer Selbstreflexion zu einer Verbesserung der Prozessqualität psychiatrischer Alltagtätigkeit beizutragen. Wir berichten in diesem Buch von den Erfolgen, aber auch von den Grenzen dieser Versuche. Zu untersuchen, wie dies die Ergebnisqualität beeinflußt, ist Aufgabe von SYMPA, einem Anschlussprojekt, auf das wir am Ende kurz hinweisen.

Kapitel 1 vermittelt Grundlagenwissen über Handlungsforschung in der systemischen Organisationsentwicklung. Kapitel 2 beschreibt sehr komprimiert Zielsetzung und Design unseres Projekts. Kapitel 3 und 4 präsentieren das organisationsentwicklerische Handwerkszeug zum »Stimmen hörbar werden lassen«, das wir entwickelt und verfeinert haben. Kapitel 5 beschreibt und bewertet anhand vieler Beispiele den »Stand der Kunst« systemisch-psychiatrischen Arbeitens. Kapitel 6 fasst die für uns wichtigsten Ergebnisse zusammen und Kapitel 7 beschreibt, was sich aus diesen Ergebnissen inzwischen bereits weiterentwickelt hat.

Wir hoffen, dass das Buch unsere klinische und Organisationsentwicklungsphilosophie gut »rüberbringt« und seinen Lesern Anregungen für die Weiterentwicklung des eigenen Organisationsalltags vermittelt.

Jochen Schweitzer, Elisabeth Nicolai, Nadja Hirschenberger

Vorwort 13

An dem Projekt »Systemische Organisationsentwicklung in psychiatrischen Einrichtungen« waren folgende Führungskräfte und ihre Einrichtungen beteiligt:

Gesamteinrichtung	Subsystem, das am Projekt teilnahm	Projektteilnehmer
Teilnehmende Einrichtungen des ersten Projektjahrs 1997–1998		
1. St. Nikolaus Hospital, Wallerfangen	St. Nikolaus Hospital	1. Chefarzt Dr. Rolf Thissen 2. Ltd. Psychologe Peter-Michael Glazel
2. Universitätsklinik Bern	Abt. f. Theoretische und Evaluative Psychiatrie	Oberarzt Dr. Marco Merlo
3. Psychiatrische Tagesklinik Friedrichshafen	Psychiatrische Tagesklinik	Ltd. Psychologe Dr. Matthias Krüger
4. Arbeiter-Samariter Bund, Neunkirchen	Intensiv betreutes Wohnen	Ltd. Sozialpädagogin Gabriele Biehl-Rheinshagen
5. Rheinische Kliniken Langenfeld	Abteilung für Rehabilitaion	Ltd. Soziologe Lothar Fläming
6. Evangelisches Krankenhaus Königin Elisabeth Herzberge, Berlin	Abt. Kinder- u. Jugendpsychiatrie/ Psychotherapie	Chefärztin Dr. Kamilla Körner-Köbele
Teilnehmende Einrichtungen des Gesamtprojekts 1997–2000		
1. Allg. Krankenhaus Heidenheim	Abt. f. Psychiatrie u. Psychotherapie	Oberarzt Dr. Peter Scheidt

2. Deutscher Paritätischer Wohlfahrts-Verband, Mainz	1. Tagesklinik 2. Wohnheim u. Betreutes Wohnen	1. Oberarzt Dr. Thomas Klingler 2. Geschäftsführer Joachim Speicher
3. Caritasverband Euskirchen	Sozialpsychiatrisches Zentrum, Wohnheimverbund	Pädagogischer Leiter Paul Blum
4a. Kreiskrankenhaus Gummersbach	Psychiatrie II Gummersbach	Chefärztin Dr. Beate Baumgarte
4b. Kreiskrankenhaus Gummersbach	Psychiatrie I Marienheide,	Oberärztin Dr. Sabine Hollander
5. Zentrum für Soziale Psychiatrie Werra-Meißner	Gesamteinrichtung	Chefarzt Dr. Martin von Hagen
6. Zentrum für Psychiatrie, Heppenheim	Gerontopsychiatrie Heppenheim	Oberarzt Dr. Johannes Johannsen
7. Von Bodelschwinghsche Anstalten, Bielefeld	Bethel-Eckardtsheim	1. Ltd. Arzt Dr. Bernward Vieten 2. Dipl.-Päd. Gerald Klekamp, Stabstelle Familienarbeit
1998 eingetretene Einrichtungen		
8. Sozialtherapeutische Wohn- und Arbeitsstätten Topten »Die Kette« e. V., Bergisch Gladbach	Gesamteinrichtung	Geschäftsführer Georg Rindermann
9. Sozialpsychiatrischer Trägerverein Heidenheim	Sozialpsychiatrischer Wohnverbund	Pädagogischer Leiter Dipl.-Psych. Uwe Varga

10. Evangelische Gesellschaft, Stuttgart	Sozialpsychiatrischer Dienst	Funktionsbereichsleiter Dr. Jürgen Armbruster
11. Westfälisches Zentrum für Psychiatrie u. Psychotherapie, Paderborn	Gesamteinrichtung	Chefarzt PD Dr. Bernward Vieten
12. Psychiatrisches Zentrum Nordbaden, Wiesloch	Funktionsbereich Psychotherapie	Ärztlicher Funktionsbereichsleiter (Oberarztfunktion) Dr. Thomas Starzinski

1 Basis-Know-How: Was Kliniker über systemische Organisationsentwicklung und Handlungsforschung wissen sollten

1.1 Systemische Organisationsentwicklung

1.1.1 Systemtheoretische Grundannahmen

Seit Ende der 80er Jahre des vergangenen Jahrhunderts finden sich Organisationsberatungskonzepte, in denen unter anderem auf unterschiedliche systemtheoretische Ansätze zurückgegriffen wird (z. B. Borwick 1990; Häfele 1993; Wagner 1995; Walger 1995; Wehrmann 1995; Wimmer 1992) Dabei werden unterschiedliche Systembegriffe wie etwa die von Parsons, Luhmann oder Bateson zugrunde gelegt, und es werden Anleihen bei anderen theoretischen oder therapeutischen Konzepten gemacht. Für uns haben sich einige zentrale Grundkonzepte über komplexe Systeme vor allem aus der Theorie sozialer Systeme im Sinn von Luhmann (1984) und Willke (1993, 1996) als besonders nützlich erwiesen.

Komplexität
Organisationen als *soziale Systeme* weisen hinsichtlich der potenziell vielfältigen Interaktionen zwischen Personen und Prozessen eine hohe Eigenkomplexität[1] auf. Erst eine interne Differenzierung

---

1 Eigenkomplexität: innere Verflochtenheit, vielschichtige Verwobenheit mit den eigenen Strukturen, Vernetzung und Folgelastigkeit eines Entscheidungsfeldes.

der Funktionen reduziert Komplexität und erhöht die Problemlösungsfähigkeit des Systems. Gleichzeitig führt sie aber auch zu wechselseitigen Abhängigkeiten, weil jeder Spezialist einen Teil zum Ganzen beiträgt und dafür von den Beiträgen der anderen Spezialisten abhängt. Diese Interaktionen und internen Operationen, die nicht linear, das heißt nicht geradlinig und eindimensional vernetzt sind, erzeugen wiederum eine zunehmende Vielschichtigkeit. Der Abstimmungsbedarf wächst, Leistungen beruhen auf Vor- oder Gegenleistungen anderer, was unterschiedliche Kausalketten und eine unvorstellbare Vielfalt an zeitlich nebeneinander herlaufenden Prozessen in Gang setzt. Es wird deutlich, dass Ursachen und Wirkungen *nicht* eng miteinander verknüpft sind (Forrester 1971).

Komplexe Systeme reagieren prinzipiell auf die Veränderung einzelner Systemparameter bemerkenswert gering. Aus der Sicht des Beobachters scheint das System *träge*, so, als bewirkten Interventionen von außen nichts. Auf einige wenige Parameter oder Strukturveränderungen reagieren Systeme allerdings stark, da jedes System sensible Stellen oder Druckpunkte hat (Willke 1996).

Operationale Geschlossenheit und Emergenz
Die neuere Systemtheorie betont zwei weitere Besonderheiten komplexer Systeme: Systeme reagieren mit der Ausbildung einer gewissen Eigenkomplexität immer stärker auf sich selbst und sind mit ihren eigenen Prozessen mehr beschäftigt als mit Umwelteinflüssen. Sie produzieren Abläufe und Prozesse, die dadurch aufrechterhalten werden, dass sie in der für die Organisation spezifischen Weise verarbeitet werden. Sie setzen sich deshalb nur sehr selektiv mit ihrer Umwelt auseinander (*Operationale Geschlossenheit*). Dennoch können sie durchaus Informationen aus der Umwelt aufnehmen, aber niemand kann sagen, wie sie verwertet werden.

Aus der operationalen Geschlossenheit ergeben sich für die Verarbeitung der internen Prozesse notwendigerweise ganz bestimmte eigene Regeln, die für dieses spezifische System passend und eigen sind.

Das Verhalten von Systembildungen höherer Ordnungen lässt sich nicht durch Aggregation ihrer Subsysteme erklären, sondern es emergieren (treten hervor) neue, oft andersartige Systemregeln. Für einen externen Beobachter erscheinen diese Prozesse *intransparent und unkalkulierbar.*

Praktisch auf unser Thema angewandt heißt das: Eine große Zahl systemisch arbeitender Therapeuten in einer psychiatrischen Klinik ergibt noch keine systemisch arbeitende psychiatrische Klinik. Um dies zu erreichen muss ein neues *Emergenzniveau* entstehen. Emergente Eigenschaften eines Systems sind jene, die aus den Eigenschaften seiner Elemente allein nicht erklärbar sind. Sie sind neu und charakteristisch für die »Ebene der Evolution« des Systems, die einer ganz bestimmten Verknüpfung der Elemente im Kontext des Systems zuzurechnen ist. Mit einigen Beispielen soll dies verdeutlicht werden. Ein Gehirn kann denken, eine bloße Ansammlung von Nervenzellen aber nicht. Ein Genom kann sich replizieren, ein Atom dagegen nicht. Das heißt also, dass die Veränderung des Emergenzniveaus im *Zusammenwirken* der einzelnen Teile entsteht, nicht durch deren Addition. Dabei postuliert Willke, dass »das Ganze nicht mehr, sondern weniger als die Summe seiner Teile« sei, weil beim Zusammenwirken von Teilen – auch in einer Organisation – niemals alle Eigenschaften und Fähigkeiten des Einzelnen von Nöten seien. Durch die Organisationsbedingungen des Systems treten aus den vielen Möglichkeiten der Teile jene besonderen heraus, die zueinander passen und im Sinn des Systems produktiv sind, also die gewünschte Kombinationswirkung zeigen.

Autopoiese und strukturelle Koppelung
Wenn man anerkennt, dass lebende Systeme *nicht instruierbar* sind, sondern ihren eigenen Regeln und Strukturen folgen, die sie immer wieder wie in einem Kreislauf produzieren und reproduzieren, so kann man dies als *basale Zirkularität* bezeichnen. Unter dem Gesichtspunkt der Intervention in lebende Systeme ergeben sich nach Willke (1994, S. 84) daraus zwei Fragen: »Was ist die basale Zirkularität (d. h. die Art und Weise dieser Selbsterhaltung)

eines bestimmten Systems? Und: gibt es Variationsmöglichkeiten in der Art der Erhaltung dieser basalen Zirkularität?«

Die von Maturana und Varela (1975) übernommenen, von Luhmann (1984) soziologisch weiterentwickelten Konzepte von *Autopoiese*[2] *und struktureller Koppelung* bieten uns die Überlegung, dass psychiatrische Einrichtungen wie auch deren Kunden und deren Mitarbeiter aus allen angebotenen Umweltverstörungen (also auch aus unserem Projekt) nur die mit ihrer Eigenlogik kompatiblen aufgreifen und gemäß dieser Eigenlogik verarbeiten werden. Mit deren Autonomie zu rechnen und auf den Versuch instruktiver Interaktion mit ihnen zu verzichten, bedeutet in der Therapie wie in der Organisationsentwicklung, eher ausführlich zu »erkunden, was ist« und »zu erkunden, wozu gut ist, was ist«, anstelle expertenorientierter Planungsmodelle.

Die Kunst der Intervention besteht nun darin, mittels geeigneter Instrumente die empfindlichen und kritischen Parameter und Prozesse eines Systems ausfindig zu machen und darüber eine Entwicklung *anzustoßen*.

1.1.2 Organisationsentwicklung

Organisationsentwicklung (OE) ist darauf ausgerichtet, Theorien, Modelle und Methoden zu entwickeln und anzuwenden, die eine erfolgreiche Veränderung von Organisationen durch geplanten sozialen Wandel ermöglichen. Dabei muss der Tatsache Rechnung getragen werden, dass das Änderungspotential von Organisationen wie ihrer Mitglieder in der Regel allein nicht ausreicht, um daraus unmittelbar langfristige und weitreichende Organisationsveränderungen ableiten zu können. Vielmehr liegt der OE eine zweifache Überzeugung zugrunde, dass einerseits Organisationen als soziale Systeme nicht durch eine bloße Veränderung ihrer Mitglieder veränderbar sind und dass andererseits gelernte Ver-

---

2 Autopoiesis (Selbst-Reproduktion) geht davon aus, dass nur das System selbst seine Elemente erzeugen kann und im Grundsatz seiner Selbsteuerung von seiner Umwelt unabhängig ist.

haltensweisen, die sich für Individuen und Kleingruppen als funktional und adäquat erweisen mögen, zur Realisierung von Organisationszielen häufig dysfunktional sein können (Sievers 1977).

Über die Veränderung und das Lernen der Mitarbeiter hinaus bedarf es vielmehr eines nachhaltigen Wandels der jeweiligen Organisationskultur, der ihr zugrunde liegenden Erwartungen, Ideologien und Werte sowie der daraus abgeleiteten Strategien der Zielverwirklichung.

Innovationen erweisen sich langfristig nur dann als erfolgreich, wenn sie von den unmittelbar Betroffenen entwickelt, unterstützt und durchgeführt werden. Organisationsentwicklung setzt in der Regel bei einer Diagnose der jeweiligen Organisationskultur, den damit verbundenen Normen- und Wertsystemen sowie den Interaktionen an und versucht in enger Zusammenarbeit mit dem Klientensystem dessen jeweilige Ressourcen und Dysfunktionalitäten aufzuzeigen. So verstanden ist Organisationsentwicklung ein Programm zur Initiierung komplexer Lernprozesse zur Systemveränderung und -entwicklung.

Bei solchen mit der OE verbundenen Veränderungen handelt es sich um zwei qualitativ unterschiedliche Lernprozesse – nämlich um individuelles Lernen und um eine Veränderung der Organisationskultur. Organisationen sind dann in der Lage zu lernen, wenn es angesichts realer oder antizipierbarer Enttäuschungen gelingt, nicht nur das jeweilige Verhalten der Mitglieder entsprechend zu korrigieren, sondern wenn darüber hinaus auch die Erwartungen, die diesem Verhalten zugrunde liegen, entsprechend verändert werden können.

Sowohl die Lernfähigkeit von Organisationen selbst wie auch der jeweilige Anteil von Organisations- und individuellem Lernen im Alltag ist in weiten Bereichen eher zufällig, beliebig, unberechenbar und nur schwer erwartbar. So ist es für eine Organisationsveränderung, die auf der Grundlage von Lernen konzipiert ist, folgerichtig, dass das Lernen selbst an Kontingenz[3] (Willke 1996)

---

3 Kontingenz bezieht sich auf die einem System in einer bestimmtem Situation zur Verfügung stehenden Verhaltensalternativen.

verliert, um organisationsintern die Wahrscheinlichkeit, Erwartbarkeit und Verbindlichkeit zu erhöhen. In einer solchen Reduktion der Zufälligkeit und Beliebigkeit organisationsinternen Lernens liegt die spezifische Funktion von Organisationsentwicklungsprozessen (Sievers 1977).

1.1.3 Systemische Organisationsentwicklung

Welche praktischen Folgerungen ergeben sich aus den beschriebenen systemtheoretischen Grundannahmen für eine systemische Organisationsentwicklung?

Ausgehend von der Annahme, dass sowohl instruktive Interaktionen als auch das Steuerungsprinzip Evolution als zufallsgesteuerte wechselseitige Anpassung in kleinen Schritten für organisationale Lernprozesse ungeeignet sind, schlägt Willke (1994) als Steuerungsprinzip komplexer Organisationen *kontextuelle Intervention* vor. Der Kontext ist der Bezugsrahmen, in dem Verhaltensweisen verständlich werden und der zur Vereinfachung der Interaktion, explizit oder implizit, Verhaltensregeln festlegt. Kontextuelle Intervention versucht durch Verstörung oder Anregung im Bezugsrahmen selbstreferentieller Systeme, Organisationslernprozesse zu initiieren.

Da die Interaktion zwischen den Systemen dennoch wechselseitig intransparent bleibt – keiner kann in die Gedanken, Gefühle, das Erleben des anderen hineinschauen –, sieht Willke Selbst- und Fremdbeobachtung und Kommunikation als eine solche kontextuelle Intervention. Notwendig ist dafür, dass man eine Außenperspektive zu sich einnehmen kann. Aus dem Unterschied zwischen (vorhandenem) Selbstbild und (der aktuellen) Selbst- und Fremdbeobachtung kann man Informationen über die eigene Operationsweise gewinnen. Jede Intervention ist darauf angewiesen, vom intervenierten System selbst als Information aufgenommen zu werden. Dabei hängt es nicht von der Absicht des Intervenierenden ab, wie sie verarbeitet wird, sondern von den Regeln und Prozessen, mit denen die Selbststeuerung des Systems funktioniert. Will man langfristige Veränderungen herbeiführen, muss die Intervention Veränderungen im Regelwerk der Organisation anstoßen, was zum Beispiel durch die Feedbackinformation eines Beobachters geschehen kann.

Die Informationen des Beobachters gelten als relevant, wenn sie zu den bisherigen Selbstwahrnehmungen einen Unterschied erzeugen. Allerdings muss mit Irritationen der Organisationsmitglieder gerechnet werden, wenn die Rückmeldungen des Beobachters nicht zum bisherigen Selbstbild passen. Die mögliche Akzeptanz steigt, wenn ein Austausch zwischen internen und externen Beschreibungen gelingt, also ein produktiver Dialog. Die eigentliche Aufgabe der Beraterin/Beobachterin ist nicht, fertige Informationen zu liefern, sondern im kommunikativen Austausch eine systeminterne Neuorientierung oder eine bewusste Bestätigung des Bestehenden anzuregen.

1.1.4 Steuerungsmethoden für komplexe Systeme

Als Steuerungsmethoden für komplexe Systeme seien hier noch einmal zusammengefasst:

Kontextreflexion: Willke (1993) hat als Steuerungsinstrumente für Kooperation in modernen, funktional differenzierten Dienstleistungssystemen drei Prinzipien formuliert, die für das Projekt pragmatisch folgendermaßen übersetzt wurden (Schweitzer 1998):
- Systemische Selbstreflexion: Sich selbst beim Kooperieren mit anderen aus einer Außenperspektive zuschauen und dann bewerten, ob man mit den Ergebnissen des eigenen Handelns in diesem Kontext zufrieden ist; im negativen Fall aus dem eigenen »Variety-Pool möglicher Identitäten« eine passendere aussuchen und in die Kooperation einbringen.
- Konsensentlastete Diskurse: Darüber sprechen, worin man sich nicht versteht, worin man fundamental unterschiedliche Eigenlogiken aufweist – und dann darüber sprechen, wie man mit diesen prinzipiell als unüberbrückbar angesehenen Unterschieden »zivilisiert« umgehen kann.

- Kontextsteuerung statt Verhaltenssteuerung: Den Kooperationspartnern gegenüber einen groben Rahmen (Kontext) setzen (»was, wie viel, wann, wie teuer?«), innerhalb dessen ihre Kooperationsbeiträge erwünscht, tolerabel oder förderungsfähig sind, statt ihr Verhalten en detail beeinflussen wollen.

Emergenzniveaus: Eine Organisation braucht nicht alle Fähigkeiten ihrer Mitarbeiter, sondern spezifische, die zu ihrem Arbeitsauftrag passen und die im Zusammenwirken erst ein erfolgreiches Ergebnis erbringen können. Bei der Organisationsentwicklung geht es also nicht um die Veränderung von Personen, sondern von Handlungsstrukturen und Kommunikationsstrukturen, die dieses Zusammenwirken der Beteiligten verbessern.

Unterschiede, die Unterschiede machen (Bateson 1981): Systemische Organisationsentwicklung soll praktisch gesehen »angemessen Ungewöhnliches« einführen. Entwicklung geschieht dort, wo Interventionen in der Organisation und von deren Mitarbeitern anregend oder sogar zunächst verstörend erlebt werden, sodass sie als Anstoß für eine Auseinandersetzung (Reflexion) von bisherigen und möglichen neuen Verhaltensweisen, Regeln und Strukturen dienen.

1.1.5 Entwicklungsphasen von Organisationen

Organisationen entwickeln also eine eigene Ordnung, verändern diese als Antwort auf Umwelteinflüsse und können somit als soziale, evolvierende Systeme bezeichnet werden. »Organisationen verändern sich ständig, selbstverständlich, leicht und reaktiv« (Hinterhuber u. Laske 1984). In diesem ständigen Fluss der Entwicklung/Veränderung gibt es nach einer Einteilung von Lievegood und Glasl (1996) vier typische Phasen. Jede Phase hat ihre spezifischen Merkmale und Krisenerscheinungen, wobei jede folgende Phase die Antwort auf die Grenzen der vorhergehenden und deren Weiterentwicklung ist. Die Kenntnis dieser Phasen kann gleichzeitig das Verständnis für Symptome und Anzeichen von

Veränderung erleichtern und die Richtung einer sinnvollen Entwicklung weisen.

Die *Pionierphase* ist geprägt durch den Aufbau. Die Person des Gründers (oder die Gründungsgruppe) hat eine starke Bindungskraft, man ist »wie eine große Familie«, die Kommunikation ist direkt, der Kommunikationsstil personenbezogen, Improvisation gehört zum Alltag. Probleme treten auf, wenn sich Mitarbeiter auf dem Weg zunehmender Erfahrung emanzipieren, die Organisation stark wächst. Der Pionier kann die Organisation nicht mehr kraft seiner persönlichen Führung zusammenhalten; Struktur, Planung und Wissen werden benötigt, Aufgaben, Zuständigkeiten, Kompetenzen müssen differenziert werden. Dann treten häufig folgende typische Krisenerscheinungen auf: Entscheidungen werden aufgeschoben, die Übersicht geht verloren, manche intuitive Entscheidung passt nicht mehr und produziert Misserfolge. Die direkte Führung läuft nicht mehr ausschließlich über den Pionier, was oftmals als eigenmächtige Anmaßung von Führung bekämpft wird. Die Symptome der überholten Pionierphase drängen nach Lösungen, die Ordnung schaffen, Planung und Wissen an die Stelle von Intuition und Improvisation setzen.

In der *Differenzierungsphase* gilt als Grundsatz: Alles logisch Unterscheidbare muss organisatorisch unterschieden und geregelt werden. Die Organisation wird als technisches System verstanden, das logisch, steuerbar, beherrschbar und kontrollierbar ist. Hier werden Standardisierungen und Spezialisierungen sowohl in den Arbeitsphasen als auch in den Aufgabengebieten und den Führungsebenen eingeführt. Probleme dieser Phase sind Abteilungsdenken, Motivationsprobleme, die Entstehung von Organisationen in der Organisation mit Ausschüssen, Stabsstellen und vieles mehr. Wo vorher Chaos, aber auch Lebendigkeit war, herrscht nun Ordnung, aber es droht auch Erstarrung. Krisenhaft zeichnet sich nun ab, dass die Vereinfachung von Abläufen durch die Aufteilung, Spezialisierung und Differenzierung, als kompliziert und aufgebläht erlebt wird.

Als Weiterentwicklung ist die *Integrationsphase* als Versuch zu verstehen, aus den Beschränkungen und Vorteilen der Pionier-

und Differenzierungsphase zu lernen. Leitmotiv ist es, Situationen und Bedingungen zu schaffen, in denen es Einzelnen und Gruppen möglich ist, relativ selbständig im Sinn des größeren Ganzen zu handeln. Das Prinzip der Selbststeuerung gewinnt an Bedeutung, das autonome Handeln des einzelnen Menschen steht im Mittelpunkt, flache Hierarchien und Flexibilität werden gefördert. Man möchte, dass möglichst viele Menschen an möglichst vielen Stellen in der Organisation unternehmerische Mitverantwortung tragen. Hierzu benötigt man autonome Einheiten, Teams, die an ihren eigenen Projekten ziel- und kundenorientiert arbeiten. Bei der Realisierung der Integrationsphase werden zwar viele Ressourcen in der Organisation und ihren Subsystemen geweckt und genutzt, aber es werden auch die Grenzen des Unternehmens zu seinen verschiedenen Umwelten spürbar. Die Gestaltung der Organisationsprozesse bleibt hauptsächlich auf das eigene Unternehmen konzentriert und beschränkt. Das kann zu einer Art kollektivem Egoismus der Unternehmensteile gegeneinander oder gegenüber anderen Unternehmen oder den Kunden führen. Hier zeichnet sich also ein Problem ab, das nach einer weiteren Entwicklungsphase drängt.

Die *Assoziationsphase* hat die Aufgabe, das Unternehmen stärker mit seinen verschiedenen Umwelten, insbesondere mit anderen Unternehmen, zu verbinden, so dass sie zu einer Kommunikation und Kooperation finden, die partnerschaftlich und im gemeinsamen Interesse verbindliche Maßnahmen aushandelt.

Dadurch entstehen weitläufig vernetzte Unternehmensgruppen, die Glasl (Glasl u. Lievegood 1996) als »Unternehmens-Biotope« bezeichnet. Die Entwicklungsaufgabe besteht darin, Mittel und Wege zu finden, um mit gegenseitiger Abhängigkeit aller Beteiligten konstruktiv umzugehen. Glasl vergleicht den Anspruch nach einem lockeren Zusammenschluss von selbständigen Organisationen zu einem sozioökologischen Gebilde mit Prozessen in der organischen Natur, in der viele Lebewesen einander bedingen und erhalten. Langfristig sei das bisherige Konkurrenz- und Kampfesdenken dysfunktional. Doch auch diese Phase bringt ihre eigenen Randprobleme hervor: Solche Unternehmenszusammenschlüsse, auch wenn sie einem lockeren Kooperationsverbund gleichen, schaffen Machtpotenziale, die unerwünschte Dominanz und einen hohen Aufwand an »interkultureller« Kommunikation zur Folge haben können.

Beim Übergang von jeder Phase zur nächsten liegt in einem neu entwickelten Konzept die Lösung eines Problems und gleichzeitig schafft das neue Probleme, die als Begleiterscheinungen auftreten. Dieser Prozess ist eine immer weiterführende Herausforderung, für die Entwicklung von Organisationen und Organisationsentwicklern.

1.2 Handlungsforschung in der systemischen Organisationsentwicklung

1.2.1 Evaluations-, Handlungs- und Praxisforschung

Es gibt zahlreiche wissenschaftliche Versuche, organisatorische Wandlungsprozesse zu initiieren, zu begleiten und zu bewerten. Diese Versuche sind in ihren Zielen häufig überlappend und in ihren Methoden ähnlich, gehen jedoch aus sehr unterschiedlichen einzelwissenschaftlichen Wurzeln hervor.

Zur Beurteilung der Tätigkeit von Organisationen und zur Beurteilung ihrer Projekte oder Programme, etablierte sich in den USA um 1970 die *Evaluationsforschung* (Bengel u. Koch 1988, S. 323). Unter dem Aspekt der Ökonomisierung konzentrierte sich das sozialpolitische Forschungsinteresse vor allem auf die Ergebnisevaluation von Dienstleistungen (Donabedian 1966). Dabei wurde eine Gegenüberstellung und Aufrechnung des zur Erbringung einer Dienstleistung erforderlichen Aufwands einerseits und der damit erzielten Behandlungserfolge andererseits vorgenommen. Das klassische Design folgte der Praxis epidemiologischer Forschung mit der Einteilung der Untersuchungspersonen in eine Experimental- und eine Kontrollgruppe. Praktische Probleme dieses experimentellen Designs, wie die zweifelhafte Validität und Bedeutsamkeit der mit quantitativen Methoden erhobenen Daten sowie die mangelnde wissenschaftstheoretische Reflexion der in die Forschung eingehenden Werturteile, haben die Entwicklung einer qualitativen Evaluationsforschung stark gefördert (Kraus 1995). Das grundsätzlich Neue an den Ansätzen der qualitativen Evaluationsforschung ist deren Überzeugung, dass ein experimentelles Vorgehen grundsätzlich nicht soziale Wirklichkeit adäquat abbilden kann. Das heißt aber nicht, dass der Einsatz quantitativer Methoden pauschal abgelehnt wird. Methoden der deskriptiven Statistik werden durchaus eingesetzt, wobei vor allem solche bevorzugt werden, die den Forscher und andere Personen zum primären Erkenntnisinstrument sozialwissenschaftlicher Forschung macht. In der BRD hat die qualitative Evaluationsforschung als Forschungs- und Theoriebildungskonzept eine eher kurze Tradition. Praktizierte qualitative Evaluationsforschung findet man leichter unter Begriffen wie Begleitforschung, Praxisforschung (Heiner 1988) oder auch Organisationsentwicklung (Edding 1982).

Als Kritik an der empirischen Sozialforschung im beschriebenen Sinn entwickelte sich ebenfalls in den siebziger Jahren die *Handlungsforschung* (Moser 1977; Filsinger u. Hinte 1988). Ausgehend von der konstruktivistischen Annahme, dass eine objektive Erkenntnis der Wirklichkeit nicht möglich sei, wird die Forderung erhoben, Forschung als »sozialen Diskurs« zu etablieren, in der Klienten, Therapeuten und Forscher im Dialog miteinander den Wert, Nutzen und die Überlebensfähigkeit angewendeter Verfahren bestimmen. Diese »methodisch ungeschützte Verflochtenheit der Handlungsforschenden mit dem Forschungsfeld« (Horn 1979) erfordert von den Forschenden Sensibilität und Transparenz für das eigene Vorgehen sowie eine strategische Reflexion über den Prozess des Sicheinlassens auf das Forschungsfeld. Der Forscher greift in seiner Doppelrolle als Akteur und Beobachter in das Forschungsfeld ein, was zu Veränderungen der Realität führt und deren erneute Überprüfung nahelegt. An die Stelle eines Objektivitätsanspruchs der quantitativen empirischen Verfahren treten hier Prozesse der konsensuellen oder reflexiven Validierung (Heiner 1998) durch die an der gemeinsamen diskursiven Evaluation Beteiligten. Diese sollen als »pragmatische Validierung« (Kvale 1995) in eine Auseinandersetzung eintreten über ihre Beschreibungen der Praxisprobleme, über die erklärenden Hypothesen, die subjektiven Bewertungen der Nützlichkeit der Lösungsprozesse und ihrer Ergebnisse. Handlungsforschung wird so zu einem Prozess der Wiederholung, bei dem sich Planung, Handlung, Ergebnisse und deren Bewertung und Verarbeitung immer wieder ablösen (Kriz u. Lisch 1988). Der Nachteil dieser Art Forschung besteht nach Filsinger und Hinte (1988) in der »punktuellen Unübersichtlichkeit, der momentanen Konfusion und dem scheinbar nicht aufzulösenden Chaos« (S. 37).

Einen Mittelweg zwischen »exakter Trivialität und interessantem Chaos« (Schweitzer 1998, S. 43) bieten Konzepte der *Praxisforschung*. Zur Aufklärung, Beratung und kontinuierlichen Weiterentwicklung der Praxis wird mit einer Kombination quantitativer und qualitativer Datenerhebung und Auswertung eine prozessorientierte, kriterienbezogene Evaluation angestrebt. Die Evaluationsinstrumente sollen dabei gleichzeitig der Strukturierung der Reflexion, der methodischen Weiterentwicklung des Interventionsprozesses und der Prozess- und Ergebnisevaluation dienen.

Schiepek (1993) weist in diesem Zusammenhang ebenfalls darauf hin, dass die Erforschung der Praxis nicht nur durch ihre Ergebnisse eine Relevanz für die Praxis besitzen soll, sondern bereits im Prozess nützliche Beobachtungs- und Reflexionsinstrumente liefern kann.

Diese drei Ansätze werden mit der Anwendung des Survey-Feedback-Ansatzes in diesem Projekt miteinander verwoben.

1.2.2 Der Survey-Feedback-Ansatz als Aktionsforschung

Historisch stellt die *Aktionsforschung* die älteste Form qualitativer Forschung innerhalb der Organisationsforschung dar. Ein grundlegender Unterschied zwischen der traditionalen empirischen Sozialforschung und dem Aktionsforschungsmodell liegt in der expliziten Kooperation von Wissenschaftlern und Praktikern vom Design über die Durchführung bis zur Auswertung von Forschung.

Forscher und Klienten, Betroffene oder Akteure bilden ein gemeinsam forschungsneugieriges Handlungssystem, das ein doppeltes Ziel verfolgt: eine Lösung oder Verbesserung aktuell anstehender praktischer Probleme sowie eine Erweiterung wissenschaftlicher Erkenntnisse, Methoden und Theorien (Kappler 1980). Damit eignet sich der Aktionsforschungsansatz in besonderer Weise für die Initiierung, Steuerung und Auswertung von Lernprozessen in sozialen Systemen.

Die an der Universität Michigan entwickelte aktionsforscherische *Methode des Survey-Feedbacks* (v. a. Bowers u. Hausser 1977) umfasst in der Regel eine Folge mehrerer aufeinander abgestimmter Schritte, wobei die Datenerhebung das zentrale Messinstrument zur Organisationsdiagnose darstellt. Der erste Schritt ist eine Befragung (*Survey*) zum Status Quo von organisationsrelevanten Aspekten. In einer zweiten Phase werden die Ergebnisse dieser Erhebung möglichst allen Mitgliedern der Organisation vollständig oder in den jeweils relevanten Ausschnitten zur Einsicht und Stellungnahme zurückgekoppelt (*Feedback*). Erfahrungsgemäß motiviert diese Kombination aus Datenerhebung und Rückkoppelung die Organisationsmitglieder dazu, sich verändernd mit ihrer eigenen Situation auseinander zu setzen (Gebert 1995). Damit wird nicht nur individuelles Lernen der Organisationsmitglieder initiiert, sondern Lernen für das gesamte soziale System durch Veränderungen in der Organisationskultur (Sievers 1977). Im Rahmen umfassend angelegter Organisationsentwicklungsprozesse kann die Survey-Feedback-Methode neben Diagnose- und Evaluationsfunktionen zusätzlich *Interventionscharakter* haben, indem durch die Zurückspeisung der Befragungsergebnisse, zum Beispiel durch Rückmeldeworkshops und Gruppendiskussionsverfahren, der Organisationsentwicklungsprozess bereichert und weiter am Laufen gehalten werden kann.

Das im Aktionsforschungsansatz enthaltene *Phasenmodell* bietet sich für die Strukturierung und Ordnung unserer Projektverläufe geradezu an. Von geringen Modifikationen bei einzelnen Autoren abgesehen, umfasst ein solches Modell in der Regel folgende Phasen: Erkundungsphase, Projektbeginn, Datensammlung,

Datenfeedback, Diagnose, Handlungsplanung, Handlungsdurchführung und Auswertung (Sievers 1977; Comelli 1997). Die Berücksichtigung des aktionsforscherischen Phasenmodells bei konkreten Problemlösungen ermöglicht unserem zugrunde gelegten Design insofern eine höhere Flexibilität, als durch Zwischenergebnisse und Feedbackprozesse das Forschungs- wie das Aktionsdesign während des Projektverlaufs wiederholt revidiert und den veränderten Bedingungen angepasst werden kann.

1.2.3 Qualitätsentwicklung in psychiatrischen Einrichtungen

Qualitätsentwicklung soll der Gewährleistung und Weiterentwicklung einer humanen, zeitgemäßen und wirksamen Behandlung der Patienten« in allen Bereichen und auf allen Ebenen der Versorgung dienen. Seit dem Gesundheitsstrukturgesetz 1988 sind nach §137 Sozialgesetzbuch V Krankenhäuser, Vorsorge- und Rehabilitationseinrichtungen verpflichtet, sich an Maßnahmen zur Qualitätssicherung zu beteiligen. Inzwischen geht man allgemein über den Anspruch der Qualitätssicherung hinaus und spricht von Qualitätsentwicklung, was der kontinuierlichen Notwendigkeit solcher Bemühungen eher gerecht wird.

Auch für die ambulante Versorgung sind rechtliche Regelungen getroffen worden (vgl. Selbmann 1992). Dabei sollen sich die Maßnahmen auf die Qualität der Behandlung, der Versorgungsabläufe und der Behandlungsergebnisse erstrecken und so gestaltet sein, dass vergleichende Prüfungen möglich werden, also ein gemeinsamer Standard gesichert ist (Gaebel 1995).

Zur Operationalisierung von Qualität hat sich die Unterscheidung nach Donabedian (1966) in Struktur-, Prozess- und Ergebnisqualität durchgesetzt. Die Strukturqualität bezieht sich auf die im Zeitablauf relativ konstanten Voraussetzungen des Leistungserbringers. Dazu zählen neben den baulichen, technischen und finanziellen Voraussetzungen auch der Institutionstyp (z. B. städtisches Krankenhaus mit Versorgungspflicht oder Landeskrankenhaus mit Aufnahmepflicht) sowie die Zahl und die Aus- und

Weiterbildung des gesamten Personals. Nachdem sich die Krankenversicherung und die Krankenhausträger über fast zwei Jahrzehnte nicht über die für psychiatrische Kliniken notwenigen Pflegesätze einigen konnten, erarbeitete ein Arbeitskreis des Sozialministeriums Richtgrößen für den Personal- und Sachbedarf (Berger 1995). Diese Richtgrößen traten mit der Psychiatriepersonalverordnung Anfang 1992 in Kraft, wonach die Kostenträger bis Ende 1995 verpflichtet wurden, die Kliniken mit entsprechendem Personal auszustatten. Mit dieser entscheidenden Strukturverbesserung psychiatrischer Kliniken war ebenfalls ein wichtiger Schritt zur Optimierung der Prozess- und Ergebnisqualität getan. Ein weiterer wichtiger Aspekt der Strukturqualität, der auch in unserer Arbeit eine Rolle spielt, betrifft die Ebene der Mitarbeiter, nämlich die Frage ihrer Motivation und Zufriedenheit mit der Arbeit.

Unter dem Begriff *Prozessqualität* sind alle diagnostischen, therapeutischen und pflegerischen Maßnahmen und Leistungen zu verstehen, die zugunsten der Patienten durchgeführt werden. Für die psychiatrische Versorgung regelt die Psychiatrie-Personalverordnung sehr genau, was von dem Personal einer psychiatrischen Einrichtung an Regelleistungen erwartet wird. Dazu zählt auch die adäquate Dokumentation der vollbrachten Leistungen. Besonders in der Psychiatrie ist aber auch die Gestaltung der Beziehung zwischen Patient und therapeutischem Team und das Stationsklima bedeutsam für die Prozessqualität.

Die *Ergebnisqualität* bildet die eigentliche Zielgröße der Behandlung und ergibt sich aus dem Vergleich zwischen Behandlungsziel (Soll) und Behandlungsergebnis (Ist), das heißt, jede Maßnahme muss sich daran messen lassen, ob sie zu einer Ergebnisverbesserung beigetragen hat oder nicht. Dabei ist das Ergebnis oder der Outcome einer medizinischen Behandlung zweifellos die wichtigste Größe in der Qualitätssicherung und -entwicklung, aber aufgrund der Komplexität psychiatrischer Krankheitsverläufe auch am schwierigsten zu erfassen.

Die Ergebnisqualität zeigt sich allgemein in der Verbesserung des Gesundheitszustands der Patienten unter verschiedenen Gesichtspunkten wie Heilung, Verbesserung des Wohlbefindens und der Lebensqualität, Letalität, Komplikationen, Suizidversuchen oder Rückfallgefährdung. Der gesundheitliche Gesamtzustand der Patienten wird über die Lebensqualität im Hinblick auf die physische, psychische und soziale Gesundheit erfasst. Hierzu werden »harte« Daten wie Verweildauer, Wiederaufnahme- und Rezidivraten erhoben, zunehmend finden aber auch subjektive Evaluationskriterien Berücksichtigung, welche das persönliche Erleben der betroffenen Patienten abbilden (Priebe et al. 1995).

1.2.4 Umfrageforschung

Die Gewährleistung von Kundenorientierung, Behandlungsqualität und Marktattraktivität verlangt ein umfassendes Kundenzufriedenheitsmanagement. Voraussetzung dafür ist das Wissen um die Wünsche und Bedürfnisse der Kunden einerseits und das Wissen um die Stärken und Schwächen einer Organisation andererseits.

Kundenbefragungen liefern die Grundlage zur Einleitung gezielter Qualitätsentwicklungsmaßnahmen. Der Begriff des »Kunden« ist weit zu fassen (vgl. Reibnitz u. Güntert 1996) und kann aus Sicht einer Organisation nach internen und externen Kunden unterschieden werden. Zu den internen Kunden zählen die *Mitarbeiter* als Mitglieder und Leistungserbringer der Organisation. Bei externer Kundenorientierung richtet sich das Interesse in erster Linie auf die *Patienten* oder *Bewohner* als direkt Betroffene und Nutzer der Versorgungsangebote. Daneben gewinnen aber auch die *Angehörigen* psychiatrischer Patienten sowohl in der Rolle der Auftraggeber und Leistungsbewerter (z. B. bei der Übernahme einer gesetzlichen Betreuungsfunktion) als auch als direkte Leistungsempfänger (z. B. durch die Teilnahme an Angehörigengruppen, Familienberatung, Kooperationsgesprächen etc.) zunehmend an Bedeutung. Schließlich spielt im Zuge der Ökonomisierung im Gesundheitswesen mit verstärktem marktwirtschaftlich orientierten Wettbewerb zwischen den psychiatrischen Einrichtungen auch das Umfeld einer Einrichtung eine wichtige Rolle, vor allem die

Überweiser, wie niedergelassene Ärzte, Krankenhäuser und sonstige Kooperationspartner.

Neben objektiven Daten zur Beurteilung der Struktur-, Prozess-, und Ergebnisqualität werden diese vier Personengruppen zunehmend auch nach *subjektiven Evaluationskriterien* befragt, vor allem nach ihrer Zufriedenheit mit psychiatrischen Versorgungsangeboten, Entwicklungsprozessen in den Einrichtungen und Kooperationsbemühungen mit dem Umfeld. Nach Mans (1995) kann Zufriedenheit als Übereinstimmung von Erwartungen und Erfahrungen, von Ziel und Ergebnis, von Wunsch und Realität, von prospektiver Vorstellung und vorhandener Wirklichkeit verstanden werden. Sie lässt sich daher auch als Ergebnis eines Evaluationsprozesses der Kunden im Bezug auf Struktur, Prozess- und Ergebnis der psychiatrischen Versorgung auffassen, bei dem auch wirtschaftliche und gesellschaftliche Aspekte eine Rolle spielen (Pascoe 1983). Somit ist Zufriedenheit abhängig von der beurteilenden Person und deren sozio-kulturellem Kontext und kann sich im Zeitverlauf situativ rasch verändern, was eine Operationalisierung des multidimensionalen Konstruktes Zufriedenheit schwierig macht.

Zuweiser-, Angehörigen- und Mitarbeiterbefragungen
Durch den zunehmenden Wettbewerb unter den psychiatrischen Kliniken fällt die Aufmerksamkeit verstärkt auf die externen Kooperationspartner, insbesondere die zuweisenden Ärzte. Das hat in jüngster Zeit zu vermehrter Forschung in diesem Bereich angeregt.

Bei Patientenbefragungen geben etwa die Hälfte der Patienten an, dass die einweisende Ärztin eine konkrete Empfehlung ausgesprochen hat, was die Bedeutung der *Zuweiserinnen und Zuweiser* als wichtige Geschäftspartner der Kliniken unterstreicht. Von hauptsächlichem Interesse ist hier weniger die objektive Beurteilung der Leistungsfähigkeit einer Klinik, sondern die subjektiven Evaluationskriterien der Überweiser. In einer bundesweiten Studie von Jungblut-Wischmann (1996) wurden etwa 600 niedergelassene Ärzte (unterschiedlicher Fachrichtungen) mittels eigens entwickeltem Fragebogen oder telefonischem Interview zu ihren Kriterien für eine Einweisungsentscheidung befragt. Als wichtigste Entscheidungskriterien für ein Krankenhaus stellten sich demnach nicht Hightech-Qualitäten, sondern »weiche« Kommunikationskriterien wie der fachliche Ruf, der persönliche Kontakt und der Wunsch des Patienten heraus.

Interessanterweise zeigten sich aber gerade im Bereich der Kommunikation mit den Zuweisern die größten Defizite. Über 70 Prozent der befragten Zuweiser gaben an, dass sie sich nicht regelmäßig mit den durchschnittlich etwa vier Kliniken austauschen, mit denen sie zusammenarbeiten. 85 Prozent aller Befragten wünschten sich, dass die Kliniken mit einer gezielten Informationspolitik auf sie zukommen.

Im Bereich der *Angehörigenforschung* muss weitgehend ein Mangel an Untersuchungen beklagt werden, besonders im psychiatrischen Bereich, in dem die subjektive Belastung der Angehörigen im Vergleich zum somatischen Bereich häufig als besonders gravierend empfunden wird (Angermeyer et al. 1997). In Österreich befragte man Mitglieder einer Angehörigenselbsthilfevereinigung zu deren Zufriedenheit mit zwölf in der Psychiatrie tätigen Berufsgruppen. Schlechte Noten bekamen die psychiatrischen Kernberufe wie Psychiater, Psychologen und das Pflegepersonal für die als mangelhaft erlebte Weitergabe von Informationen. 93 Prozent der Befragten wünschen sich bessere Information über die Krankheit und die Behandlungsmöglichkeiten (Kramer et al. 1996).

Mitarbeiterbefragungen sind in psychiatrischen Einrichtungen bisher eher Rarität, obwohl die Zufriedenheit mit den Arbeitsbedingungen als Teil der Strukturqualität auch in die Ergebnisqualität mit eingeht. Lehnert et al. (1997) berichten von einer Mitarbeiterbefragung als Teil eines umfassenderen Qualitätsmanagement-Projekts in zwei unterschiedlichen deutschen Krankenhäusern. Fragen zur Arbeitszufriedenheit, zur Bewertung der unterschiedlichen Leitungsebenen, zum Organizational Commitment, zu Qualitätszirkeln, zum Qualitätsmanagement-Projekt sowie zu den Unternehmenszielen wurden mit einem Mix von standardisierten und selbst entwickelten Fragebögen erhoben. Ziel war, die Kliniken mit Hilfe der Mitarbeiter aller Berufsgruppen und Hierarchieebenen in einen kontinuierlichen Veränderungsprozess zu bringen, in dem Qualität, Kundenzufriedenheit und Effizienz im Mittelpunkt standen.

Patientenbefragungen
Die Befragung von psychiatrischen Patienten hatte in der Vergangenheit aus mehreren Gründen keine große Bedeutung: Der psychiatrische Patient wurde nicht als mündiger Kunde betrachtet, der für die Kliniken eine wertvolle Rückmeldung zu ihrem Behandlungsangebot machen könnte. Die Erhebung von Daten mittels schriftlicher oder mündlicher Verfahren schien bei psychiatrischen Patienten aufgrund ihrer störungsbedingten Kommunikationsprobleme besonders schwierig. Darüber hinaus legte das herrschende Krankheitsverständnis eine Verzerrung der Daten aufgrund der psychiatrischen Diagnose nahe, so dass diese als von vornherein unbrauchbar eingestuft wurden. Inzwischen hat sich unter anderem durch den Wandel der Patientenrolle vom passiven Empfänger zum kritischen Konsumenten psychiatrischer Leistungen das Forschungsinteresse intensiv auf das subjektive Urteil der Patienten als Outcomevariable gerichtet (vgl. Leimkühler u. Müller 1996; Priebe et al. 1995).

Verschiedene Leistungsanbieter im Gesundheitswesen, insbesondere Krankenhäuser, versuchen mit Umfragen und Fragebögen etwas über die Patientenzufriedenheit zu erfahren. Für dieses subjektive Evaluationskriterium werden verschiedene Inhaltsbereiche erfasst: die subjektive Lebensqualität, die Bedürfnisse nach Hilfe und Unterstützung sowie die Bewertung psychiatrischer Behandlung (Priebe et al. 1995). In Bezug auf die Lebensqualität sind überwiegend in den USA zum Teil ausgedehnte Untersuchungen durchgeführt worden, in denen die Variation der subjektiven Lebensqualität bei objektiv gleichen Lebensbedingungen getrennt nach verschiedenen Lebensbereichen erhoben wurde (Priebe et al. 1995). Psychiatrische Patienten direkt nach ihren Bedürfnissen zu fragen, statt aus professioneller Perspektive ungefragt einen Bedarf für diese zu definieren, ist vergleichsweise jünger und bisher noch wenig erforscht. Offenbar macht es noch Schwierigkeiten, subjektive Bedürfnisse eindeutig von einem objektiven Bedarf zu trennen, wie die angloamerikanische Forschung gezeigt hat.

Der bisher wohl am umfangreichsten erforschte Aspekt ist die systematische Erfassung der Patientenbewertung in der sogenannten »Consumer-satisfaction«-Forschung. Die meisten Studien stammen ebenfalls aus dem amerikanischen Raum, betreffen aber – auch im deutschsprachigen Raum – eher selten psychiatrische Patienten (Leimkühler u. Müller 1996). Unabhängig von Diagnose und Gesundheitssystem zeigen Befragungen zur globalen Zufriedenheit mit der medizinischen Versorgung und dem Klinikaufenthalt durchgängig eine hohe Zufriedenheit, wobei die Zufriedenheitswerte meist über 90 Prozent liegen. Auffällig dabei ist, dass die Patienten ihre klinische Versorgung insgesamt weit positiver einschätzen, als dies vom Personal erwartet wird (Kalman 1983) wie auch als dies die objektiven Bedingungen erwarten lassen (Ipsen 1978). Bei einer detaillierteren Betrachtung von Einzelaspekten kommen aber durchaus auch kritischere Haltungen zu Tage, zum Beispiel würde die Hälfte der befragten Patienten gern mehr Informationen erhalten (Raspe 1983). Als wichtigste Zufriedenheitsquelle haben sich aber eindeutig nicht die materiellen oder professionellen, sondern die psychosozialen Versorgungsaspekte herausgestellt wie individuelle Behandlung und Autonomie, positive Beziehungen zum Pflegepersonal und eine tragfähige Interaktion zwischen Patient und Arzt oder Therapeut (Leimkühler u. Müller 1996).

Die Patientenzufriedenheitsforschung hat aber auch mit erheblichen methodischen und konzeptionellen Problemen zu kämpfen. Die meisten Forscher in der Psychiatrie entwickelten die Erhebungsmethoden aus ihrer individuellen, klinischen Erfahrung und ihrem unmittelbar praktischen Interesse heraus (Priebe et al. 1995), was der Forschung eine Vielzahl von Erhebungs- und Auswertungsmethoden bescherte, deren Ergebnisse kaum miteinander vergleichbar sind (Leimkühler u. Müller 1996; Spiessl et al. 1995). Darüber hinaus wurden Patientenbefragungsinstrumente häufig auf die professionelle Sichtweise und auf das bestehende Leistungsangebot abgestimmt, wodurch die Zufriedenheit mit einem bestimmten Angebot, aber nicht zwingend die eigentliche Zufriedenheit erfasst wurde (von Reibnitz u. Güntert 1996). Mit anderen Worten: Zufriedenheitsangaben von Patienten müssen nicht tatsächlich auf subjektive Zufriedenheit schließen lassen.

Weitere kritische Überlegungen betreffen das Antwortverhalten der Befragten: Viele Patienten antworten im Sinn der sozialen Erwünschtheit, insbesondere bei skalierten Antwortmöglichkeiten, insbesondere wenn sie noch während ihres Klinikaufenthaltes befragt werden (was am Leidensdruck und dem Abhängigkeitsverhältnis liegen mag). Bei offenen Fragen, und wenn die Befragung nach der Entlassung stattfindet, macht sich die soziale Erwünschtheit weniger deutlich bemerkbar. Ebenso ist die große Anzahl von »Nicht-Antwortern« bei Fragebogenuntersuchungen als problematisch zu bewerten: Bei einer durchschnittlichen Rücklaufquote von 80 Prozent muss man einen beachtlichen Prozentsatz »latenter Unzufriedenheit« mitdenken. Einige Befunde zeigen auch, dass generelle Verbesserungen der objektiven Lebensqualität in der Regel nicht zu höherer Zufriedenheit führt. Daraus könnte man den Schluss ziehen, dass »die Zufriedenheit von PatientInnen kein gültiger Indikator für die Qualität der Versorgung und keine zu beeinflussende Zielgröße in den Bemühungen um Qualitätssicherung sein kann« (Leimkühler u. Müller 1996). Diese Autoren empfehlen eine theoretische Klärung dieses psychologischen Konstrukts und eine getrennte Erfassung der beiden Dimensionen Zufriedenheit und Wichtigkeit.

1.2.5 Warum die Psychiatrie für Organisationsforschung ein besonders herausforderndes Arbeitsfeld darstellt

Psychiatrische Patienten waren meist schwieriger als »mündige Kunden« behandelbar als Patienten anderer Disziplinen. Die Gründe hierfür sind:
- Sie entziehen sich häufig einer klaren Kommunikation durch entweder unklare, wirre oder chaotische Kommunikationsstile

(besonders schizophrene Patienten), durch antriebs-, wunsch- und bedürfnislosen Rückzug (depressive Patienten), durch schnell wechselnde Bedürfnisäußerungen (Borderline-Patienten).
- Wenn sie klare Wünsche äußern, sind diese oft maßlos (Suchtpatienten) oder sozial unangemessen (Persönlichkeitsstörungen).
- Die Psychiatrie hat wohl daher die höchste Krankenhaus-Einweisungsrate auf Wunsch Dritter. Die psychiatrische Theoriebildung hat teilweise zumindest bei Psychosen mit dem Postulat der Uneinfühlbarkeit oder Unverstehbarkeit darauf reagiert. Folglich wurde auch kein Verhandlungsbedarf gesehen.
- Die moderne Akutpsychiatrie erfordert schnelles Handeln als Behandlung akut erregter Zustände in kurzer Behandlungszeit; zu einem Erfragen von Bedürfnissen fehlt oft die Zeit.
- Daher zeigen psychiatrische Patienten oft eher in der Negation (durch Non-Compliance und scheinbaren Nicht-Bezug auf die Aufforderungen der Fachleute), was sie nicht wollen oder nicht akzeptieren.

Auch bei den Angehörigen psychiatrischer Patienten ist die Behandlung als »mündige Mit-Kunden« schwieriger gewesen als bei nichtpsychiatrischen Patienten.
- Bei langfristigen Krankheitsverläufen ziehen sich Angehörige entnervter und frustrierter zurück als bei nichtpsychiatrischen Krankheiten.
- Die oft prominentere Diskussion der »Schuldfrage« erschwert einen unkomplizierten Hinzuzug von Angehörigen.

Der gesundheitsökonomische Wettbewerb zwingt aber auch Psychiatrische Kliniken vermehrt zur »Kundenorientierung«. Dazu gehört wesentlich auch die Ermittlung der Kundenwünsche, was – wie beschrieben – methodisch häufig schwierig ist.

Fazit: In dieser Situation kann Forschung dabei helfen, Patienten, Angehörigen, Mitarbeitern und Überweisern bei der Gestaltung der Strukturen und Ablaufprozesse einer psychiatrischen Klinik »eine Stimme zu geben«. Voraussetzung hierfür ist, dass sie sich als Handlungsforschung versteht, die nach dem Survey-Feedback-Ansatz aus den Fragen der Praxis ihre Untersuchungen plant, ihre Ergebnisse möglichst unmittelbar rückkoppelt, daraus Veränderungen der Klinikpraxis ableitet und realisiert und den Erfolg dieser Veränderungen wiederum überprüft. Dabei sind besonders reizvolle methodische Varianten von Befragungen:

- Zielgruppenvergleiche. Dieselben Fragen werden verschiedenen Zielgruppen parallel vorgelegt, um so Meinungsunterschiede zum Beispiel zwischen Patienten und Angehörigen oder zwischen Patienten und Mitarbeitern zu erfahren.
- Interventives Interviewen. Nicht nur die Bewertung der derzeitigen Situation wird erfragt (besonders unproduktives Beispiel: Zufriedenheitsbefragungen), sondern auch die Bewertung künftiger oder hypothetischer Szenarien (»Wie fänden Sie es, wenn ...?«) oder es werden eigene Veränderungswünsche der Befragten erkundet (»Wenn Sie hier etwas zu entscheiden hätten, was würden Sie ...?«).

2 Das Heidelberger Projekt: »Systemische Organisationsentwicklung in psychiatrischen Einrichtungen«

2.1 Die Geburt des Projekts aus dem Geist der Psychiatriereform und der systemischen Therapie

Das Projekt »Systemische Organisationsentwicklung in psychiatrischen Einrichtungen« wurde von 1997 bis 2001 durch Drittmittel der »Stiftung für Bildung und Behindertenförderung, Stuttgart« gefördert und an der Abteilung für Medizinische Psychologie durchgeführt. Es entwickelte sich unter dem Einfluss von drei fachlichen und politischen Kontexten:

Die Psychiatriereform in den 70er Jahren des vergangenen Jahrhunderts schuf durch eine humanitär und sozialpolitisch begründete Verkleinerung und Modernisierung der großen Landeskrankenhäuser sowie den Aufbau eines gemeindepsychiatrischen Versorgungssystems die Voraussetzungen für die Weiterentwicklung und Ausdifferenzierung psychiatrischer Versorgung. Man wollte Langzeitpatienten aus der »Verwahrung« herausholen. Zum einen geschah dies durch die Entstehung und den Ausbau einer starken gemeindenahen Versorgung, zum anderen durch eine drastische innere Umorganisation der großen Landeskrankenhäuser. Man wandte sich mit diesen Schritten gegen die Chronifizierung und Stigmatisierung psychisch kranker Menschen.

Seit den neunziger Jahren gab es im Zug der Gesundheitsreform mehrere neue Verkleinerungs- und Modernisierungswellen, die allerdings von Einsparungs- und Effizienzmotiven getragen waren.

Zunehmend traten Aspekte der Wirtschaftlichkeit für die Einrichtungen in den Vordergrund: Abteilungen wurden geschlossen, Personal wurde entlassen, »Outsourcing[4]« wurde zu einem gefürchteten Schlagwort. Oftmals mussten auch Gebäude anderweitiger Verwendung zugeführt werden, da sie nicht mehr finanziert werden konnten. Institutionelle Strukturen wurden in Frage gestellt und mit der Notwendigkeit, die eigene Arbeit effizient zu machen und gegenüber Kostenträgern und Nutzern darzustellen, begann sich die Organisationsentwicklung auch in psychiatrischen Einrichtungen vorsichtig zu verbreiten.

Parallel dazu haben sich die systemischen Konzepte psychiatrischer Störungen weiterentwickelt; sie haben die »Normalisierung« psychiatrischer Auffälligkeit und die Integration psychiatrischer Patienten in ihre sozialen Kontexte erheblich vorangebracht. Dies geschah auf der Grundlage der Familientherapie der Mailänder und Heidelberger Schule (Selvini Palazzoli et al. 1977, 1985; Stierlin 1979, 1988) und des erweiterten Ansatzes des »Family and Larger Systems approach« (Imber-Black 1992).

2.1.1 Neuer Wein in neuen Schläuchen?

Mit den Psychiatriereformen entstand aus den institutionell veränderten Bedingungen ein Paradigmenwechsel. Die Auflösung von Langzeitstationen im Rahmen der Enthospitalisierung führte dazu, dass psychiatrische Patienten in stationären und außerstationären Wohnformen selbstbestimmter und sozial integrierter leben können als zuvor. Denktraditionen verändern sich aber zumeist nicht flächendeckend und nicht im gleichen Tempo. So verwundert es nicht, dass auch heute noch in Krankenhäusern und in kleinen, gemeindenahen psychiatrischen Diensten häufig primär pathologie- und defizitorientierte, wenig kontext- und lösungsorientierte Krankheitskonzepte, verbunden mit abhängigkeitsför-

---

4 Outsourcing: Auslagerung von Unternehmensbereichen wie zum Beispiel Küche oder Reinigungsdienste an Fremdfirmen.

dernden Behandlungspraktiken zu finden sind. Andererseits gibt es einige Veränderungen, die zeigen, dass ein Wandel einsetzt:
- Patienten und Angehörige haben über Angehörigen- und Betroffenenverbände an Gewicht gewonnen und nehmen selbstbewusst im »Trialog« zwischen Patienten, Angehörigen und Psychiatriefachleuten Einfluss auf die Entwicklung der Psychiatrie. Patienten tauschen sich in »Psychoseseminaren« (Buck u. Bock 1991), teilweise in Anwesenheit von Fachleuten, über ihre Erfahrungen und Sinndeutungen mit ihrem eigenen abgelaufenen psychotischen Erleben aus.
- In der systemischen Therapie sind Wege zu einem kontextorientierten Krankheitsverständnis der Psychosen gefunden worden (Bateson et al. 1974; Selvini Palazzoli et al. 1977; Stierlin 1991; Simon 1990), das sich auch mit entwicklungspsychologischen Überlegungen zur Psychose-Entstehung (Ciompi 1982; Lempp 1992; Resch 1996) verbinden lässt. Ein solches Krankheitsverständnis ermöglicht es, psychiatrische Karrieren und Krankheit als »ein differenziertes Bündel von Verhaltensweisen zu sehen, welche durch gemeinsames Handeln und durch gemeinsame Ideen aufrechterhalten werden« und »eröffnet die Entscheidungsmöglichkeit, von bisherigen Pfaden abzugehen und neue zu suchen.« (Schweitzer u. Schuhmacher 1995, S. 33) Die klinische Wirksamkeit dieses Vorgehens ist inzwischen in ersten Pilot-Untersuchungen katamnestisch belegt (Retzer 1994; Schweitzer et al. 1995).
- Der Begriff der »Kundenorientierung« wird seit etwa 1995 zunehmend auch in der Psychiatrie gebraucht, obgleich es sich hier um einen Kontext handelt, in dem den Patienten meist jede Marktmacht über das Steuerungsmittel Geld und oft auch die Konsumentenfreiheit fehlt, zum Beispiel bei Zwangseinweisungen, um als souveräner Kunde auftreten zu können. In der systemischen Therapie sind Ansätze einer kundenorientierten Bedürfnis- und Auftragsklärung von Schweitzer (1995) entwickelt worden, die auch in der Behandlung verwirrter, gefährdeter und zwangsuntergebrachter Patienten genutzt werden können – etwa bei Aufnahmeprozeduren (Seikkula 1996), bei der Infor-

mation von Patienten und Angehörigen (Moser u. Margreiter 2001) bei Angehörigenvisiten (Johannsen 1997), bei Entscheidungen über Medikamentenvergabe unter Einbezug von Patient und Pflegepersonal (Pallenberg 2000) oder bei der Reflexion über den bisherigen Behandlungsverlauf (Deissler et al. 1995).

- Die Entwicklung der Systemischen Beratung in einer Richtung, wie sie zum Beispiel Goolishian und Anderson (1988) in »Problemdeterminierte Systeme«, oder Imber-Black (1992) in »Familien und größere Systeme« beschreiben, hat die Lücke zwischen systemischer Therapie und systemischer Organisationsentwicklung verkleinert. Vorgehensweisen der systemischen Therapie (zur allgemeinen Übersicht: Ludewig 1992; Madelung 1996; v. Schlippe u. Schweitzer 1996) werden mit großem Nutzen auch für Teamsupervision (Brandau 1991; Schweitzer 1995; Buchinger 1997), Führungskräfteberatung (Hauser 1991; Fürstenau 1990) oder Krankenhausprojektmanagement (Grossmann 1993; Pelikan et al. 1993) übertragen und genutzt.

2.1.2 Systemische Therapie – eine zu komplizierte Kunst für den psychiatrischen Alltag?

Die systemische (Familien-)Therapie hat seit Anfang der achtziger Jahre im deutschen Sprachraum aufbauend auf theoretischen Vorarbeiten von Bateson (1981, 1984), Watzlawick (1981), Watzlawick et al. (1969), Watzlawick und Weakland (1980) und Selvini Palazzoli et al. (1977, 1979) eine Reihe von Therapieansätzen weiterentwickelt: Stationäre und ambulante Ansätze für Erwachsene beschreiben Weber et al. (1987), Simon et al. (1989), Retzer (1994), Schweitzer u. Schumacher (1995). Systemische Therapie im vollstationären Kontext mit Jugendlichen wurden von Schweitzer (1984), Kowerk (1986) und Rotthaus (1990) entwickelt, mit erwachsenen Indexpatienten von Keller (1988, 1996) und auch mit älteren psychisch Kranken von Johannsen (1992, 1994, 1995, 1996).

In der Praxis scheinen diese Ansätze durch unterschiedliche Weiterbildungsgepflogenheiten und -interessen der verschiedenen

Berufsgruppen vor allem die Domäne von Assistenz- und Oberärzten, Psychologen, Sozialarbeitern und Sozialpädagogen zu bleiben. Sie scheinen dagegen kaum von den Hierarchieebenen »drum herum« – wie Schwestern und Pflegern einerseits, den Chefärzten und Verwaltungsleitern andererseits – übernommen zu werden. Daher ist systemisches Arbeiten meist nicht in die dauerhaften Klinikstrukturen eingebunden und kommt und geht mit einzelnen Mitarbeitern. Zudem eilt systemischem Arbeiten häufig der Ruf voraus, es sei eine komplizierte Kunstfertigkeit, für die Alltagsroutine nicht einfach und ökonomisch genug; wenn man so viele Menschen an einen Tisch bekommen müsse, kämen ja schon die Termine nie zustande.

2.2 Die Projektziele

Das Projekt nahm sich also vor, diese verschiedenen Entwicklungen und sozialpolitischen Strömungen zu verbinden: Durch die Psychiatriereform entstandener Organisationsentwicklungsbedarf sowie weiterentwickelte systemische Konzepte, die inhaltlich und methodisch anschlussfähig an die reformerischen Notwendigkeiten schienen, boten eine Möglichkeit, Organisationsentwicklungsprozesse mit den Methoden aus der systemischen Therapie anzubieten und zu erforschen. Solche OE-Prozesse sollten Veränderungen nicht instruktiv bewirken, sondern sie anregen. Auch inhaltlich sollte sich die OE mit der systemischen Praxis befassen. Das bedeutete, dass die interessierten Einrichtungen ein grundsätzliches Interesse daran hatten, systemische Praxis in der Organisation zu verbreiten und zu institutionalisieren.

Diese aus der systemischen Familientherapie inspirierten OE-Prozesse sollten die systemische Therapie in der Einrichtung implementieren und die Alltagspraxis für Mitarbeiter, Überweiser, Kostenträger so entwickeln, dass sie wiederum ein systemtherapeutisches Arbeiten mit den folgenden Zielen erleichtern sollten:
- die Kundenorientierung (Orientierung der Behandlung am subjektiven Bedürfnis von Patienten und Angehörigen),

- das systemisch-kontextuelle Krankheitsverständnis (das Verstehen und Anerkennen der Sinnhaftigkeit psychiatrischer Krisen in den zwischenmenschlichen Beziehungen der Betroffenen),
- den institutionellen Trialog zwischen Patienten, Angehörigen und Behandlern,
- sowie die gemeinsame Suche nach Ausgängen aus langzeitigen Psychiatriekarrieren fördern.

Daneben sollten die OE-Prozesse:
- zu verschleißärmeren Kooperationsformen beitragen, und so die Arbeitszufriedenheit der Mitarbeiter erhöhen,
- durch eine an kundenorientierten Qualitätskriterien orientierte Weiterentwicklung der beteiligten Kliniken deren wirtschaftliches Überleben in gesundheitsökonomisch schwierigen Zeiten sichern helfen.

Das Projekt hatte also eine sehr breite – Kritiker könnten sagen: diffuse – Zielsetzung. Was davon realisiert wurde und was nicht, zeigt die weitere Darstellung in diesem Buch.

2.2.1 Kundenorientierung

Eine verstärkte Orientierung des gesamten Behandlungsalltags an den subjektiven Bedürfnissen der Patienten und deren Angehörigen (»Kundenorientierung«) sollte gefördert werden in einer Institutionsform, in der dies angesichts ihrer hoheitlichen Kontrollfunktionen gegenüber vielen unfreiwilligen Patienten besonders schwierig erscheint. Dies sollte erreicht werden, indem die Klinik dem Patienten und seinen Angehörigen ihre eigenen Kontrollaufgaben und institutionellen Zwänge ebenso verdeutlicht (»Wenn Sie ... dann müssen wir ...«) wie die berechtigten Interessen Dritter (»Wenn wir Sie übermorgen entlassen würden, dann würde der Amtsrichter ... und dann würden Ihre Nachbarn ...«) und dann darüber verhandelt, wie der Zwangsbereich möglichst klein gehalten und der Bereich freier Entscheidung vergrößert werden kann.

2.2.2 Mitarbeiterorientierung

Zusammen mit dieser psychiatriespezifischen Kundenorientierung wurde zugleich angestrebt, die alltägliche professionelle Kooperation in und zwischen psychiatrischen Kliniken effektiver und damit vor allem auch für die Mitarbeiter befriedigender zu gestalten. Dies sollte durch moderne Formen systemischer Selbst- statt Fremdsteuerung (Willke 1989) erreicht werden
- durch neue innerbetriebliche Diskursformen, etwa Innen-Außenkreis-Diskussionen, bei denen die eine Gruppe untereinander ihre auf die andere Gruppe gerichteten Wünsche, Erwartungen und Befürchtungen kommuniziert, während diese anwesend ist und zuhört,
- durch Förderung systemischer Selbst-Reflexion mit dem Ziel, die eigenen Arbeitskooperationen aus einer Meta-Perspektive zu betrachten (Buchinger 1997),
- durch neue Führungsmodelle, die den Kontext (Ziele, Mittel, Sanktionen) der Tätigkeit der Mitarbeiter definieren, diesen aber weitgehend freistellen, wie sie die gegebenen Ziele erreichen (»Kontextsteuerung statt Verhaltenssteuerung«),
- und schließlich durch weitest mögliche Dezentralisierung und Abgrenzung von Verantwortung, zum Beispiel indem die Mitarbeiter an der Basis größeren Entscheidungsspielraum verbunden mit einem Beratungsangebot bekommen (»Konsultationsmodell« statt hierarchischem »Anordnungsmodell« oder statt überforderndem »Konsensmodell«).

2.2.3 Organisationsreform trotz Finanzkrise

In finanziell schwierigen Zeiten sollte drittens durch erhöhte Kunden- und Mitarbeiterzufriedenheit eine höhere Attraktivität und damit mittelbar ein wirtschaftlich-institutionelles Überleben der zukunftsfähigen Teile der beteiligten Kliniken angestrebt werden. Angesichts der Finanzkrise im Gesundheitswesen (Kühn 1995; Deppe 1997), die unter anderem zu einem drohenden Ressourcenschwund in der psychiatrischen Versorgung führt, sollte aber auch geprüft werden, ob und wie psychiatrische Führungskräfte dieser Entwicklung in geeigneter Form gegensteuern können.

3 Wenn Krankenhäuser Besuch bekommen: Unterwegs mit der »Reflexionsliste«

3.1 Die Reflexionsliste

3.1.1 Entwicklung

In einem internen Konsensprozess wurden mit den Projektteilnehmern konkrete Indikatoren operationalisiert, an denen ein externer Beobachter einschätzen kann, ob und in welcher Weise systemisches Denken dort im Alltag verwirklicht wird.

Die »Reflexionsliste zur systemischen Prozessgestaltung« erfasst systemisches Arbeiten auf vier Ebenen:
1. in der klinischen Praxis mit Patienten/Klienten und Angehörigen/Bezugspersonen
2. in der internen Kooperation, also im Umgang mit und zwischen den Mitarbeitern
3. in der Organisations- und Leitungskultur
4. im Umgang mit der relevanten Umwelt, das heißt Überweisern, Kostenträgern, anderen Facheinrichtungen.

Als Selbst- und Fremdreflexionsinstrument kann sie von Einrichtungen eingesetzt werden, die sich über ihre systemische Praxis und ihre Entwicklungsmöglichkeiten klarer werden wollen und dazu eine Rückmeldung ihrer Arbeitsprozesse und deren Reflexion als eine mögliche Intervention nutzen möchten. Wie in der Geschichte vom 18. Kamel (Segal 1988) reichert man sozusagen die eigene Wirklichkeit durch einen Beobachter an, um ihn wieder zu entlassen, wenn die zugrunde liegende Frage geklärt ist.

Im alten Medina trifft ein Mullah auf drei ratlose Brüder, die nach dem Tod ihres Vaters die 17 vererbten Kamele so aufteilen sollen, dass der erste die Hälfte, der zweite ein Drittel und der dritte ein Neuntel erhält. Erst als der Mullah sein Kamel hinzufügt, gelingt die scheinbar unmögliche Aufteilung, und schließlich bleibt ein Kamel übrig, das man dem Mullah zurückgibt.

Aus diesem Verständnis unterstützt die Reflexionsliste die Entwicklung an eigenen Maßstäben, nicht an einer »TÜV-Checkliste«, weil sie keine quantitativen Benchmark[5]-Daten erhebt und weil es unseres Erachtens keine kontextunabhängige »gute systemische Prozessgestaltung als solche« geben kann.

Die Reflexionsliste[6] ist ein Interview- und Beobachtungsleitfaden mit drei thematischen Bereichen und einem Vorspann, die in der folgenden Übersicht dargestellt sind. Im Vorspann werden zunächst die Kontextbedingungen der Einrichtung erfragt, die nicht an sich Indikatoren systemischer Prozessqualität sind, jedoch dem Kontextverständnis der nachfolgenden Themenbereiche dienen. Jedes Thema ist in drei Stufen unterteilt: Definition, Fragen und Erhebungsmethode. Die Definition eines Themenbereichs erläutert, woran man eine systemische Prozessqualität erkennt. Die Fragen sollen als Anregungen dienen und den Beobachtungsfokus erklären. Die Erhebungsmethode gibt an, ob die einzelnen Themen mittels Interview oder Beobachtung, in Gruppen- oder Einzelinterviews und mit welchen Gesprächspartnern erfasst werden sollen.

Das ausführliche Anleitung zur Befragung finden sich im Anhang im Manual zur Reflexionsliste, S. 182ff.

---

5 Benchmark: Leistungsanzeige.
6 Siehe Manual im Anhang.

3.1.2 Themen

Die folgenden Themen (S. 52) stehen – ganz oder teilweise – bei einem Besuch mit der Reflexionsliste im Mittelpunkt. Die Vorspann-Themen spiegeln nicht direkt systemische Prozessqualität, zeigen dafür aber wichtige Rahmenbedingungen und sind daher mit aufgeführt.

3.1.3 Indikatoren

Die Indikatoren präzisieren, woran eine Besucherin einer psychiatrischen Organisation erkennen kann, dass diese systemisch arbeitet. Jeder Indikator wird zunächst definiert; dann werden Fragen beschrieben, mit denen man sein Vorliegen in der Organisation in Interviews oder teilnehmender Beobachtung genauer erkunden kann.

Größe und Alter der Einrichtung
Definition: Die Größe lässt sich am einfachsten an Mitarbeiter- oder Patientenzahlen messen, das Alter durch Erfragen des Gründungsjahres. Dabei können zwischen überregionaler Trägerorganisation, lokaler Gesamtorganisation und besuchtem Subsystem große Altersunterschiede auftreten (Beispiel: eine neu eingerichtete Station eines seit 100 Jahren bestehenden Krankenhauses in Trägerschaft der katholischen Kirche).
Fragen: Erfragt wird die Betten- oder Platzzahl und die Anzahl der Mitarbeiter sowie das Alter der Einrichtung oder des befragten Subsystems. Die Geschichte der Einrichtung und deren Größe geben Hinweise auf Themen der Institution. Handelt es sich um ehemalige Landeskrankenhäuser (Gründung z. B. 1890) mit bis zu 1200 Mitarbeitern und Betten, oder um kleine sozialtherapeutische Einrichtungen mit 15 Mitarbeitern? Die Struktur der Einrichtung generiert Hypothesen darüber, welche Themen oder Prozesse im Organisationsentwicklungsprozess im Vordergrund stehen könnten.

Die Reflexionsliste im Überblick

Vorspann: Ausgangslage der Einrichtung
- Größe und Alter der Einrichtung
- Institutionstyp: medizinischer oder sozialarbeiterischer Kontext, ambulant oder stationär?
- Existenzstatus: Sicherheit oder Gefährdung, Wachstum oder Schrumpfung?

Systemische Arbeit mit Patienten und Angehörigen
- Sprechen über »Krankheit und Gesundheit«
- Verhandeln über Sinn, Inhalt und Dauer des Aufenthalts
- Wahlmöglichkeiten im Behandlungsmenü
- Verhandeln über Medikamente und Diagnosen
- Reflexions-Settings für Angehörige und andere Beteiligte
- Systemisches Verhandeln über Handlungsoptionen in schwierigen Situationen

Mitarbeiterpartizipation, Leitungskulturen, Organisation
- Credo und Stil der Organisationsentwicklung
- Mitarbeiter: Partizipation und Autonomie in Teamsitzungen, im Patientenkontakt, in der Organisationsentwicklung
- Personalentwicklung: Ressourcennutzung und Förderung von Kompetenzen
- Reflexions-Settings: Supervision, Teamberatung, Coaching
- Leitungskultur: anregen und verstören oder kontrollieren und anordnen
- Feedback zwischen Leitungskräften und Mitarbeitern
- Interne Informationspolitik: Transparenz und Dialogangebote

Umweltbeziehungen
- Externes Feedback
- Regionales Fallmanagement
- Netzwerkvereinbarungen

Institutionstyp
Definition: Der Institutionstyp (medizinisch oder sozialarbeiterisch orientiert) wird erfragt, um Hierarchien und die Zusammenarbeit von Berufsgruppen einordnen zu können. Der Umgang mit Patienten, Bewohnern oder Klienten kann sehr davon geprägt sein, ob es sich um eine ambulante oder stationäre Einrichtung handelt. Medizinische Institutionen beschäftigen meistens mehr unterschiedliche Berufsgruppen (Ärzte, Pflegedienstmitarbeiter, verschiedene Therapeuten, Sozialarbeiter, Verwaltungsmitarbeiter) als Wohnheime oder andere sozialtherapeutische Einrichtungen, in denen es manchmal gar keinen Arzt im Team gibt. Der Institutionstyp hat Folgen für die Entscheidungsspielräume einzelner Berufsgruppen und für die Formen angestrebter und realisierbare Organisationsentwicklung. Auch innerhalb medizinischer Institutionen unterscheiden sich zum Beispiel Akutstationen von Diagnosestationen in der Art des Umgangs mit Patienten und Angehörigen.
Fragen: Welchem Institutionstyp gehört diese Einrichtung an? Welchen Arbeitsauftrag hat die Einrichtung?

Existenzstatus
Definition: Die Einrichtung kann Schrumpfungs- oder Wachstumsprozesse durchlaufen. Hier einige Beispiele: Manche Kliniken arbeiten im Rahmen der gemeindenahen Versorgung an der Entlassung und Verlegung von Langzeitpatienten und damit auch an der Schließung von Stationen oder Abteilungen. Manche Allgemeinkrankenhäuser bauen psychiatrische/psychotherapeutische Abteilungen neu auf. Sozialtherapeutische Einrichtungen vergrößern die Platzzahl im Betreuten Wohnen. Diese Prozesse beeinflussen das Klima von Sicherheit oder Gefährdung des Arbeitsplatzes. Sie können dazu motivieren, durch Organisationsentwicklungsprozesse Arbeitsplätze sozialverträglich abzubauen, sie langfristig zu sichern oder umgekehrt das Wachstum der Mitarbeiterzahl durch Neustrukturierung zu »verdauen«. Angstmotiviertes Engagement zur OE unterscheidet sich von angstfreiem, zeitgedrängtes von »entschleunigtem« und freiwilliges von verordnetem.

Fragen: Ist die Einrichtung aktuell eher im Wachsen oder Schrumpfen begriffen? Wie macht sich dies bemerkbar? Werden Mitarbeiter gekündigt oder neu eingestellt? Werden Stationen oder Abteilungen geschlossen oder neu eröffnet? In welcher Art und Weise reagieren OE-Prozesse auf diese Situation?

Sprechen über »Krankheit und Gesundheit«
Definition: Als pathologie-, defizit- und bedürftigkeitsorientierte Äußerungen zählen Formulierungen, die einen vom Patienten selbst weitgehend unbeeinflussbaren Krankheits- und Problemverlauf zugrunde legen und daraus eine objektive Behandlungsbedürftigkeit des Patienten unabhängig von dessen subjektiven Wünschen ableiten.

Als lösungs- und ressourcenorientiert zählen Äußerungen, die dem Patienten Fähigkeiten zur aktiven Beeinflussung und Lösung seines Krankheits- und Problemverlaufes zuerkennen, die er/sie, angestoßen von außen, erkennen, übertragen, einsetzen kann. Als kundenorientiert zählen Äußerungen, in denen Patienten als Kunden wahrgenommen werden, die ihre Wünsche und Aufträge mit den Behandlern/Professionellen aushandeln.

Beobachtungsfokus: Wie verteilen sich pathologie-, defizit- und bedürftigkeitsorientierte Äußerungen gegenüber lösungs-, ressourcen- und kundenorientierten Äußerungen durch Mitarbeiter?

Verhandeln über Sinn, Inhalt und Dauer des Aufenthalts
Definition: Die Klinikmitarbeiter (nicht zwangsläufig nur Ärzte) führen mit dem Kundensystem – dazu können je nach Fall neben den Patienten Angehörige, Nachbarn, soziale Dienste, Ämter, Gerichte und andere gehören – Gespräche, in denen über Inhalt, Sinn und Dauer des Aufenthaltes verhandelt wird.

Vereinbarungen über die Auswahl der Behandlungselemente, den Inhalt, das Ziel und die Dauer des Aufenthalts ergeben sich aus den Einschätzungen oder den Kontrollpflichten der Klinikvertreter *und* den Einschätzungen und Wünschen des Kundensystems.

Fragen: Gibt es Kooperationsverhandlungen über Inhalt, Sinn und Dauer des Aufenthalts? Welche Formen des Verhandelns werden genutzt? Wird nach den Wünschen und Vorstellungen der Patienten gefragt? Wird nach dem Sinn gefragt, den Patienten selbst in dem Aufenthalt sehen? Wie wird der Sinn, den Patienten ihrem Aufenthalt geben, mit der Behandlungsdauer und den Inhalten verknüpft? Wird die Dauer der voraussichtlichen Behandlung dem Patienten *mitgeteilt* oder wird die Behandlungsdauer in Kooperationsgesprächen *ausgehandelt*? Welche Klinikmitarbeiter (Ärzte? Pflegedienstmitarbeiter?) sprechen zu welchem Zeitpunkt (bei Aufnahme? später?) mit Patienten oder mit Patienten und Angehörigen zusammen?

Wahlmöglichkeiten im Behandlungsmenü
Definition: Die psychiatrische Einrichtung macht ihr gesamtes Dienstleistungsangebot möglichst transparent und stellt so viele der Elemente ihres Angebots als Wahlmöglichkeiten zur Disposition. Elemente des Behandlungsmenüs können zum Beispiel Medikation, Familientherapie, Einzeltherapie, Kreativtherapien, Arbeits- und Beschäftigungstherapie, Krankengymnastik, sozialarbeiterische Betreuung, alle Arten biologischer Behandlungsmethoden sein.

Fragestellung: Inwieweit praktiziert man Kundenorientierung in der Einrichtung? Welchen Umfang hat das Behandlungsangebot, dessen Flexibilität und Wählbarkeit? Welche Angebote gibt es? Welche sind verordnet, welche freiwillig? Wie wird der *Behandlungsplan* erstellt, von wem und mit welchen Mitspracherechten?

Verhandeln über Medikamente und Diagnosen
Definition: Medikamente werden als ein Angebot für Patienten genutzt, über dessen Vor- und Nachteile für die Lebensgestaltung der Patienten der Arzt als relativ neutrale Person berät. Psychopharmakotherapie ergänzt die Psychotherapie und wird für Patienten zur Erleichterung selbstverantwortlicher Arbeit an der Lösung ihrer Probleme eingesetzt.

Verschiedene Ziele der Pharmakotherapie, wie Symptombehandlung, soziale Kontrolle, Interaktion und juristische Absicherung, werden mit Patienten, wenn möglich und gewünscht auch mit deren Angehörigen und mit dem Pflegepersonal ausgehandelt. Diese Zielsetzungen und Regeln des Medikamenteneinsatzes werden so transparent gemacht, dass alle Beteiligten wissen, mit welchem Verhalten sie zu einer Erhöhung oder Reduktion des Medikamenteneinsatzes beitragen können. Der Einsatz anderer wirksamer Interventionsmöglichkeiten, wie verhaltenstherapeutische Maßnahmen, Familiengespräche, Beurlaubungen, aber auch kurzfristige Fixierungen, relativiert die Bedeutung der Psychopharmakotherapie.

Fragen: Wird reflektiert, zu welchen Anteilen Medikamente im Interesse des Patienten, der Angehörigen, der Mediziner, des Pflegepersonals verordnet werden? Inwieweit bestehen für Patienten, Angehörige und Pflegedienstmitarbeiter Möglichkeiten, über die Medikation mit zu verhandeln? Wie transparent werden die damit verbundenen Ziele gemacht? Gibt es Handlungsspielräume für das Pflegeteam, in akuten Krisen über Bedarfsmedikation oder Zusatzmedikation zu entscheiden? Werden regelmäßige Gespräche über Alltagserfahrungen mit der Medikation auf Station geführt?

Reflexions-Settings für Angehörige und andere Beteiligte
Definition: Systemisch inspirierte Settings sind Gesprächsrunden mit Patienten und den Mitgliedern von deren sozialen Netzen, in denen sich die Beteiligten ein Bild darüber erarbeiten, wie ihre Interaktion in einem Wechselwirkungskreislauf die Symptomatik des Patienten einerseits fördern und aufrechterhalten, andererseits verändern könnte. Beispiele dafür sind: Angehörigengruppen, Angehörigenvisiten, Familientherapien, Gruppentherapien mit Reflecting Team, Rundtischgespräche, Familienrekonstruktion.
Fragen: Welche systemisch inspirierten Reflexions-Settings für Angehörige und weitere Beteiligte gibt es? Wie häufig finden diese während der Behandlung/des Aufenthalts in der Regel statt? Von wie vielen Patienten werden diese Settings genutzt?

*Systemisches Verhandeln über Handlungsoptionen
in schwierigen Situationen*
Definition: Als Konfliktsituationen gelten Hausordnungsverstöße, Selbstgefährdung, Fremdgefährdung. Systemisches Verhandeln bedeutet, innerhalb eines definierten Rahmens Konsequenzen des professionellen Handelns transparent zu machen, Alternativen aufzuzeigen und Verantwortung zurückzugeben. Ziel ist es, möglichst wenig über Patienten zu entscheiden und stattdessen mit ihnen zu verhandeln, indem man die eigene Einbindung in den Kontrollkontext verdeutlicht: »Wenn Sie […] tun, werde ich /der Richter / Ihr Betreuer darauf mit […] reagieren. Welche alternativen Möglichkeiten gäbe es noch für Sie, wenn Sie dies nicht wollten?«

Fragen: Welche Praktiken oder Rituale gibt es im Umgang mit Konflikt- und Krisensituationen, um Patienten möglichst viel Entscheidungsverantwortung zu lassen oder zurückzugeben? Welche Alternativen zu Fixierungen oder Zwangsmedikationen werden praktiziert? Gibt es Behandlungsverträge oder Ähnliches, die den Umgang, die Medikation oder andere Maßnahmen in akuten Krisen regeln? Wie werden Eskalationen verhindert?

Credo und Stil der Organisationsentwicklung
Definition: Einrichtungen gehen von einem spezifischen Entwicklungspunkt aus in einen OE-Prozess. Alter, Größe, Tradition, Trägerschaft und so weiter sind bedeutungsvoll. Aus dem jeweiligen Ausgangspunkt ergibt sich häufig das Ziel und die jeweiligen Glaubenssätze des angestrebten Prozesses. Sicherheit und Anerkennung am Arbeitsplatz sind Voraussetzungen für eine engagierte systemische Organisationsentwicklung. Die Argumente für die OE sind vorwiegend fachlich-therapeutisch, möglichst wenig betriebswirtschaftlich. Spezielle OE-Aktivitäten werden nur dann gestartet, wenn deren Ergebnisse hinterher in langfristiger, kontinuierlicher Arbeit umgesetzt werden können und sollen. Organisationsentwicklung zielt darauf ab, die Arbeit leichter zu machen, nicht ängstlicher und anstrengender.

Fragen: Aus welcher Situation heraus entsteht die Idee einer OE?

Welche Ziele hat die OE-Maßnahme? Welche Zukunftsbilder werden kommuniziert? Wie wird sich die Einrichtung mit oder ohne OE entwickeln? Wird dieser Prozess als bedrohlich, als Chance oder als bedeutungslos bewertet? Wird der Entwicklungsprozess abgelehnt oder begrüßt? Wie wird die Situation der Einrichtung in fünf Jahren vorausgesehen?

Mitarbeiter – Partizipation und Autonomie
(a) in Teamsitzungen
Definition: Die Partizipation von Mitarbeitern wird nicht nur in institutionalisierter Mitsprache, sondern auch in Teamsitzungen sichtbar. Der Gesprächsanteil und speziell der Durchsetzungsanteil der Vorschläge von Basismitarbeitern gegenüber ranghöheren Mitarbeitern in Teamsitzungen zeigt das Ausmaß von Partizipation.

Beobachtungsfokus: Wer redet wie häufig? Wer hat das Schlusswort (»So wird es gemacht!«) zu jeweils einem Thema? Welche Rolle nehmen dabei akademische gegenüber nichtakademischen Mitarbeitern ein?

(b) im Patientenkontakt
Definition: Die Handlungsspielräume von Mitarbeitern im Patientenkontakt unterscheiden sich je nach der Verteilung von Verantwortung, dem Aufbau von Hierarchien und Entscheidungsstrukturen einer Einrichtung. Eine weitmaschige Rahmensteuerung ermöglicht es für Bezugspfleger oder -therapeuten Entscheidungen über Patienten eigenständig zu fällen. Das Spektrum geht vom Team als Beratungsforum für weitgehend autonom arbeitende Mitarbeiter bis zu dem Anspruch, ausschließlich konsensfähige Teambeschlüsse umzusetzen.

Fragen: Wer hat welche Entscheidungskompetenzen? Werden Entscheidungen entlang traditioneller Berufshierarchien gefällt? Welche Entscheidungs- und Handlungskompetenzen haben nichtärztliche Mitarbeiter? Welche Situationen werden in der Einrichtung als kritische definiert und in welchen davon dürfen nichtärztliche Mitarbeiter (Pflege, Psychologen, Sozialpädagogen und andere Therapeuten) in der Regel eigenverantwortlich nach dem Konsultationsmodell entscheiden?

(c) in der Organisationsentwicklung
Definition: Spezialisierte Aktivitäten, die den Mitarbeitern auf formalisiertem Niveau Beteiligungsmöglichkeiten an der Organisationsentwicklung bieten, sind Befragungen, Workshops, Leitungs-/ Personalratskonferenzen, aber auch konzeptionelle Entwicklungsgruppen im Projektmanagement für OE Prozesse sowie Weiterbildungsangebote, in denen auch OE verhandelt wird.
Fragen: Wie viel spezialisierte Aktivitäten, die die Mitarbeiter an der konzeptionellen Weiterentwicklung der Einrichtung beteiligen, fanden im letzten Jahr statt? Wie viele Mitarbeiter waren beteiligt? Wurde diese Teilnahme von den Mitarbeitern erstritten, von der Leitung erbeten oder von der Leitung angeordnet?

Personalentwicklung: Ressourcennutzung und Förderung von Kompetenzen
Definition: Systemische Personalentwicklung formuliert den Anspruch, bereits vorab vorhandene Kompetenzen bei allen Mitarbeitern auf allen hierarchischen und beruflichen Ebenen zu aktivieren. Mitarbeiterteams arbeiten nicht berufsständisch, sondern aufgabenbezogen. So kann auch ein Psychologe die Funktion der Stationsleitung übernehmen, oder Pflegedienstmitarbeiter können Gruppenangebote machen, die ihren besonderen Fähigkeiten entsprechen. Interne und externe Jobrotation führt zu einem erweiterten Problemlösungshorizont und sorgt für Fortbildung am Arbeitsplatz. Es gibt regelmäßige Weiterbildungsangebote. Innerhalb der Organisation sind Rituale, Plätze und Zeiträume geschaffen, um Anerkennung zum Ausdruck zu bringen. Ziel ist die Schaffung und Gestaltung persönlichkeitsfördernder und humaner Arbeitsprozesse.
Fragen: Werden Kompetenzen und Ressourcen von Mitarbeitern erkannt, gewürdigt und möglichst uneingeschränkt von Ideen über Hierarchien, Zuständigkeiten oder formalen Qualifikationen hinweg für die Aufgabenerfüllung der Einrichtung genutzt? Durch

welche Maßnahmen der Organisation werden intern und extern Lernvorgänge gefördert (z. B. durch Weiterbildungsmöglichkeiten, Jobrotation, Mitwirkung auf möglichst vielen Funktionsebenen, Training-on-the-Job)?

Reflexions-Settings: Supervision, Teamberatung, Coaching
Definition: Systemische Reflexion besteht darin, dass Mitarbeiter in Teamsupervision, Fallsupervision, Coaching oder Organisationsberatung sich selbst beim Interagieren mit dem Team, mit Patienten, Angehörigen oder der Organisation beobachten und dabei eine Außenperspektive zu dort stattfindenden Wechselwirkungskreisläufen einnehmen können.

Fragen: Welche und wie viele Möglichkeiten zu einer systemischen Reflexion des eigenen Handelns werden für Arbeitsgruppen einerseits und für einzelne Mitarbeiter andererseits in der Einrichtung offiziell zur Verfügung gestellt? Wird das ihrer Meinung nach in zwei bis fünf Jahren mehr oder weniger sein?

Leitungskultur: Anregen und verstören oder kontrollieren und anordnen
Definition: Systemische Leitung bewegt sich im Spannungsfeld zwischen Anregen und Verstören einerseits und dem instruktiveren Anordnen und Kontrollieren andererseits. Leitung als »Management of Meanings« wird zu einer sich entwickelnden Kultur, in der der Leiter sich mitentwickelt. Möglichst flache, nicht zu verzweigte Strukturen stellen für die Beteiligten eine durchschaubare Hierarchie her.

Fragen: An welchen Stellen wird *gesagt, wie etwas getan werden soll (»Anordnen«),* und an welchen Stellen werden im Rahmen einer Zielvorgabe *die Beteiligten nach ihren Ideen und Vorschlägen gefragt (»Anregen«)?* Welches Selbstverständnis hat die Leitung: Sieht sie sich eher als Mitgestalter, Initiator, Geschichtenerzähler und Anreger oder eher als hierarchische Reibungsfläche? Welches Maß an Autonomie für die Arbeitsweise der Mitarbeiter gewährt die Leitung? Werden eindeutige, klar abgegrenzte Entscheidungsbefugnisse delegiert? Wie werden Entscheidungsprozesse von der

Leitung geführt? Gibt es ein Leitbild, das sich in der Praxis zeigt und eine inhaltlich als klar erlebte therapeutische Ausrichtung der Einrichtung?

Feedback zwischen Leitungskräften und Mitarbeitern
Definition: Rückmeldungen werden in regelmäßigen Gesprächen oder über Fragebögen, über Beurteilungen gegeben. Ihre Auswirkungen können sein, dass sie auf beiden Seiten als Intervention Entwicklungsanstöße geben.
Fragen: Welche Rituale existieren für Rückmeldungen von Leitungskräften an Mitarbeiter und von Mitarbeitern an Leitungskräfte? Welche Auswirkungen haben diese? Woran könnte man als neuer Mitarbeiter als Erstes erkennen, welche Rituale man hier auf keinen Fall anwenden darf?

Interne Informationspolitik: Transparenz und Dialogangebote
Definition: Die Organisation kann Informationen auf einem formalisierten Niveau geben, zum Beispiel schriftlich mit Gegenzeichnungspflicht oder mündlich auf einem informellen Niveau, indem »jeder erfährt, was für ihn wichtig ist«. Geltender Grundsatz kann die *Holschuld* oder die *Bringschuld* sein: Mitarbeiter holen sich lediglich eigeninitiativ die von ihnen benötigten Informationen, die ihnen bei Bedarf jederzeit zur Verfügung stehen (Holschuld). Oder die Organisation verpflichtet sich aktiv zur kontinuierlichen und umfassenden Informationsverteilung (Bringschuld). Eine systemische Informationspolitik sucht und fördert aktiv den Austausch über die Informationen mit den Mitarbeitern, um auf diesem Weg die Mitarbeiter an Weiterentwicklungen zu beteiligen.
Fragen: Welche formalisierten und nicht formalisierten Informationskanäle gibt es? Worüber wird wer informiert und wer worüber nicht? Werden Informationen eher offensiv oder beiläufig verbreitet? Bekommt man Informationen oder muss man sie beschaffen? In welchem Umfang werden wichtige Umweltentwicklungen (Veränderungen der Nachfrage, der Finanzbedingungen, wesentlicher therapeutischer Trends) den Mitarbeitern und anderen transparent gemacht? Gibt es Rückmeldemöglichkeiten? An

wen? Werden diese wiederum beantwortet und welche Konsequenzen entstehen daraus?

Externes Feedback
Definition: Ein Feedback von außen spiegelt der Einrichtung wider, womit ihre Nutzer, Überweiser, das lokale Umfeld zufrieden sind und was sie sich wünschen. Befragungen, Tage der offenen Tür, gegenseitige Einrichtungsbesuche können sowohl als Kooperationsangebot an die Umwelt ausgesandt als auch intern als eine eigene Entwicklungsmöglichkeit genutzt werden.

Fragen: In welchem Umfang wird durch gegenseitige Besuche, Überweiserbefragungen, institutionalisierte Trialog-Gespräche, eine Beschwerdestelle das Feedback externer Fachleute, Überweiser oder Kostenträger eingeholt?

Regionales Fallmanagement
Definition: Regionales Case-Management ist die Zusammenarbeit verschiedener Helfersysteme in bezug auf den selben Patienten. Einrichtungsübergreifende Qualitätszirkel diskutieren exemplarisch regionale Kooperationsfragen, verfolgen diese aber nicht verbindlich im Einzelfall. Aus systemischer Sicht sollte beides ein Angebot sein, das nur dann genützt wird, wenn es zwischen Helfersystem und Kundensystem als hilfreich ausgehandelt wurde, das aber nicht aus Vorschriftsgründen genutzt werden muss. Solches optionales Case-Management lässt Wahlfreiheit sowohl für Patienten (je nachdem, ob sie es wünschen, dass verschiedene Helfersysteme zusammenarbeiten) als auch für professionelle Helfer (je nachdem, ob es ihnen nützlich und attraktiv erscheint, zu kooperieren).

Fragen: In welchem Umfang existieren regionales Case-Management oder einrichtungsübergreifende Qualitätszirkel als Angebot? Können Klienten entscheiden oder mitbestimmen, ob ein solcher Austausch stattfindet, oder ihn gegebenenfalls auch verweigern?

Netzwerkvereinbarungen
Definition: Zwei oder mehr Einrichtungen vernetzen ihre Angebote und Ressourcen so, dass sie ein regionales Versorgungsangebot für die Standardversorgung einer Region machen können, durch das stationäre, teilstationäre, ambulante Bedürfnisse und Wünsche von Nutzern und anderen Partnern (Überweiser, Angehörige, Verbände, Politik oder Kultur) zur Gesundheitsförderung, Prävention, Akutversorgung und Rehabilitation abgedeckt werden. Der Verbund setzt ein hohes Maß an Kooperation und Kommunikation sowie vertragliche Vereinbarungen zwischen allen Beteiligten voraus, die ihre Konzepte und Angebote konsensfähig machen, aber dabei selbständige Einheiten bleiben. An die Stelle von Konkurrenzunternehmen oder Konzernverschmelzungen treten vernetzte Einrichtungsbiotope.
Fragen: Gibt es eine Vernetzung mit verwandten Einrichtungen und Überweisern, eventuell auch mit politischen und kulturellen Institutionen zur Absprache und gemeinsamen Nutzung von Ressourcen?

3.2 Die Besuche mit der Reflexionsliste: Verfeinerung eines Organisationsentwicklungsrituals

Auftragsklärung
Nicht nur im therapeutischen Kontext ist die Klärung des Auftrags eine wichtige Voraussetzung für den Prozess. Es geht dabei um die oft unterschiedlichen Interessen und Erwartungen der verschiedenen Beteiligten (Loth 1998; Baumgartner et al. 1995). Welches Interesse, welche Frage oder welches Anliegen verbindet die Einrichtung mit dieser Reflexionsmöglichkeit ihrer Arbeit? Mit dem Besuch eines externen Beobachters kann sich eine Einrichtung eine *generelle* Einschätzung einholen: In welchen Bereichen hat sie bereits systemische Elemente in ihren Alltag verankert, was davon erscheint nützlich und was nicht, was soll weiterentwickelt werden? Eine Einrichtung kann aber auch einen aktuellen Fokus für die Verwertung der Interviews und Beobachtungen wählen.

Eine Psychiatrische Klinik formulierte dies in ihrer Ankündigung an die Mitarbeiter: »Fokus der Beobachtung ist die Auswertung der bisherigen Erfahrungen und die Überprüfung des Zuschnitts der Stationen, insbesondere im Hinblick auf Station XY.«
Eine Kinder- und Jugendpsychiatrie bat um einen Besuch mit der Reflexionsliste. In ihrem Anschreiben nannte sie als allgemeinen Auftrag: »Es geht uns vor allem um die Reflexion und Überprüfung des systemischen Denkens und Handelns auf allen hierarchischen Ebenen, sowohl in der horizontalen wie auch in der vertikalen.«

Auswahl der besuchten Einheiten
Je nach dem gewählten Fokus muss entschieden werden, ob die gesamte Einrichtung (selten) oder lediglich ausgewählte Stationen (der Regelfall) besucht werden. Ein Organigramm ermöglicht es dem Beobachter, dazu Hypothesen zu bilden und zu überprüfen (v. Schlippe u. Schweitzer 2000; Malik 1989). Auf dieser Grundlage kann auch gemeinsam entschieden werden, welche Einheit ausgewählt wird. Dazu zwei Beispiele.

- Wegen der Aufgabenverteilung gab es in einem Psychiatrischen Krankenhaus zwischen mehreren Stationen einer Abteilung starke Unzufriedenheiten unter den Mitarbeitern. Der Leiter wählte für den Besuch mit der Reflexionsliste vier Stationen aus, die er als Teil des Problems betrachtete. Er wünschte sich von der Reflexion, mehr über die Sichtweisen der verschiedenen Berufsgruppen zu erfahren und Lösungsideen für dieses spezifische Problem entwickeln zu können.
- In zehn Jahren wuchs eine Einrichtung von zunächst 5 auf 22 Mitarbeiter. Zum Zeitpunkt des Besuchs wünschte sie sich eine Rückmeldung darüber, inwieweit man noch gemeinsame Konzepte verfolge und eine gemeinsame Identität habe oder eher doch mehr und mehr zu einem loseren Verbund eigenständiger Teilbereiche werde. Aus diesem Grund legte der Leiter großen Wert darauf, dass möglichst alle Mitarbeiter, zumindest aber alle Teilbereiche der Einrichtung besucht wurden.

Ankündigung
Eine möglichst ausführliche Ankündigung erspart diffuse Befürchtungen, erhöht die Bereitschaft zu Mitwirkung und durch die positive Erwartungshaltung der Mitarbeiter auch die Chance, dass die Reflexion zu einer Intervention wird (Baumgartner et al. 1995).

Es sollte offen über Absicht und konkrete Durchführung des Besuchs gesprochen werden und Raum für eine Diskussion der Bedenken bestehen. Eine frühzeitige Entscheidung, welche Stationen aktiv beteiligt sein sollen, ist daher zu empfehlen.

Da die teilnehmende Beobachtung von Veranstaltungen wie Visiten, Konferenzen, Übergaben, Teamsitzungen Fragen des Datenschutzes berühren, sollte eine vorbereitete Einverständniserklärung allen Patienten zur Unterschrift vorgelegt werden. Beispiele aus zwei verschiedenen Kliniken zeigen die Auswirkungen unterschiedlicher Vorbereitung:

- Die Mitarbeiter einer Klinik wurden erst in einer Mitarbeiterversammlung mündlich darüber informiert, dass der Besuch mit der Reflexionsliste stattfinden sollte und wer ihn durchführen würde. Als Ziel wurde angegeben, zu einem schon länger währenden Organisationsentwicklungsprozess ein Stimmungsbild zu bekommen und daraus Anregungen für die konzeptionelle Weiterarbeit ziehen zu wollen. Alle Mitarbeiter wurden kurz vor dem Besuch noch einmal schriftlich daran erinnert und erhielten ein Exemplar der Reflexionsliste, so dass sie schon wussten, über welche Fragen gesprochen werden sollte. Die Beteiligung an den Interviews war lebhaft, viele der Mitarbeiter hatten den Interviewleitfaden zum Interview mitgebracht, man begegnete sich kollegial.
- An einer anderen Klinik informierte der Leiter persönlich diejenigen Stationen, die mit der Reflexionsliste befragt werden sollen, bei einem Besuch auf Station. Er überließ danach die Organisation der Termine den Stationen. Als schließlich die Interviews mit der Reflexionsliste beginnen sollten, wussten viele der gerade (zufällig) Anwesenden gar nichts (mehr) von der Aktion, sie hatten nichts von einer Ankündigung gehört und standen der für sie überraschenden Befragung eher misstrauisch gegenüber.

»Wieso soll jetzt jemand an unserer Teamsitzung teilnehmen? Soll da etwas ausspioniert werden? Man hört so viel über die drohenden Abteilungsschließungen, vielleicht hängt das damit zusammen?«

Auswahl von Schlüsselpersonen und charakteristischer Veranstaltungen
Grundsätzlich gilt, dass nicht der Beobachter, sondern die Einrichtung mit Blick auf ihr aktuelles Anliegen bestimmt, wer interviewt werden soll. Die Reflexionsliste erfüllt nicht den Anspruch einer objektiven »Prüfung« mit Gütesiegel. Sie bietet eine Möglichkeit, mit einem externen Beobachter Prozesse in der Einrichtung aus verschiedenen subjektiven Winkeln zu reflektieren und die Unterschiede zwischen diesen Sichtweisen für Weiterentwicklungen zu nutzen. »Die Erwartungen von Praktikern lassen sich unter dem Stichwort Unterstützung zusammenfassen. Unterstützung kann dabei vieles bedeuten: die Bereitstellung von Wissen (z. B. Bestandsaufnahmen über das Versorgungsangebot), Reflexions- und Planungshilfen etc. Bisweilen werden von der Forschung auch Beratungsleitungen erwartet. Dabei fordern Berufspraktiker von der Forschung, dass sie sich auf ihre Fragen und ihre strukturellen und legitimatorischen Zwänge einlässt« (Filsinger u. Hinte 1988, S. 58).

Als relevante Veranstaltungen für die teilnehmende Beobachtung bieten sich Teamsitzungen, Konferenzen, Fallbesprechungen oder Visiten an. Als Interviewteilnehmer können ausgewählt werden: Pflegepersonal eventuell unterschieden nach Hierarchieebenen, Sozialpädagogen/Pädagogen, Ärzte, Psychologen, verschiedene therapeutische Berufsgruppen, Patienten, Angehörige, Verwaltungsleiter oder Leitungsgremium.

Diese konkrete Auswahl muss für Kliniken oder für außerklinische Kontexte, für große Einrichtungen oder kleine Organisationen ganz unterschiedlich ausfallen. Die 15 Mitarbeiter einer Tagesklinik zum Beispiel wünschten Einzelgespräche für jeden Mitarbeiter und für Patienten und Angehörige, die sich nach einem Aufruf freiwillig gemeldet hatten. Die Patienten der Tagesklinik, die sich meldeten, waren nicht mehr in einem akuten Zustand und gesprächsbereit. In einer großen psychiatrischen Klinik dagegen konnten von den 1500 Mitarbeitern natürlich nur einige teilnehmen. Von den ausgewählten Stationen gab es jeweils Abgesandte, die interviewt wurden. Von den Patienten einer Akutstation stand am eigentlichen Besuchstermin nur einer für ein Gespräch zur Verfügung, weil es den anderen zu schlecht ging. Auf der Depressionsstation wiederum warteten 15 Patienten, die auf das Interview ganz gespannt waren.

Welches die charakteristischen Veranstaltungen sind, ergibt sich meist zwangsläufig aus dem Kontext: Was der Klinik die Visite, ist dem Wohnheim die Teambesprechung. Die einen praktizieren Gruppengespräche, die anderen Angehörigenvisiten, in der Regel gibt die Einrichtung an, welche Veranstaltungen ihr wichtig sind.

Gruppeninterviews
Nach unseren ersten Erfahrungen ziehen wir Gruppeninterviews den Einzelinterviews vor, da sich die einzeln Befragten häufig zu stark exponiert und in ihrer Anonymität nicht sicher fühlen (Dreher u. Dreher 1995). Der zentrale Gedanke des Gruppengesprächs ist, dass in einer Diskussion die Teilnehmer sich gegenseitig anregen und so das »Wesentliche« zur Sprache kommt. Die Situation ist zudem realitätsnah und unterstützt so die Spontaneität der Aussagen. An Gruppeninterviews können bis zu fünf Personen teilnehmen. Größere Gruppen büßen durch den steigenden Zeitbedarf an Effizienz ein. Die Zusammensetzung der Gruppen ergibt sich aus der Logik des besuchten Systems: Verschiedene Berufsgruppen können nach Funktionen, nach Zusammenarbeitsbereichen, stationsweise oder in Berufsgruppen stationsübergreifend zusammengefasst werden. Gruppeninterviews bieten den Teilnehmern nicht nur Möglichkeiten, ihre eigenen Wahrnehmungen zu äußern, sondern zugleich die Sichtweisen anderer zu hören.

Terminplan
Es ist nützlich, einen Terminplan für die Teilnahme an Visiten, Teams, sonstigen Veranstaltungen sowie konkrete Zeitpunkte für

die Interviews mit den ausgewählten Personen zu erstellen. Für jedes Interview sollten je nach Teilnehmerzahl etwa 60 bis 90 Minuten und entsprechende Pausenzeiten eingeplant werden.

Vorankündigung und Organisation der Gespräche dürfen trotz aller Empfehlungen von den Einrichtungen flexibel an ihre jeweiligen Bedingungen angepasst werden.

Ob durchorganisiert oder spontan – die Besuchsankündigungen spiegeln die Klinikseele wider
Aus der Art, wie der Besuch angekündigt wird und wie gut vorbereitet und eingestimmt auf den Besuch die Klinikparteien am Besuchstag reagieren, lässt sich oft Interessantes über die Selbstorganisation der Einrichtung lernen. Einige Beispiele:
- Die durchorganisierte Variante. In einer Psychiatrischen Klinik wussten die Mitarbeiter über die Reflexionsliste und den Kontext des Besuches detailliert Bescheid. Die meisten der Interviewteilnehmer hatten sich sogar schon die Fragen der Reflexionsliste ansehen können, der zuvor schriftlich festgelegte Terminplan für die Interviews ermöglicht hier einen problemlosen Einstieg in das komplexe Geschehen mehrerer Stationen.
- Die informelle Variante. In einer kleinen Tagesklinik mit 15 Mitarbeitern fanden Einzelgespräche statt, weil zum einen die Mitarbeiter dies so wünschten, zum anderen das Team so klein war, dass Gruppengespräche keinen Unterschied zum wöchentlichen Team dargestellt hätten.
- Die spontane Variante. Eine gut funktionierende, aber nicht schriftlich ausgeführte Ankündigung und Planung war für ein Wohnheim passend, da sich der gesamte Besuch räumlich auf ein Haus bezog. Die »Begegnungsdichte« war hoch bei gleichzeitig niedriger »Verplantheit« der Mitarbeiter, so dass spontane Verabredungen möglich und sinnvoll waren.
- Das gleiche Modell versagt in einer räumlich weit verzweigten Klinik. Dort hatte der Chefarzt den Besuch mit der Reflexionsliste auch angekündigt, die genauen Verabredungen aber der Besucherin und den Mitarbeitern überlassen. Verabredungen kamen nur schleppend zustande, da man auf Station spontan für

ein einstündiges Interview keine Zeit hatte, denn »wir haben doch unsere Arbeit hier zu machen und sind jetzt nicht darauf eingerichtet«. Manche hatten zwar davon gehört, aber gedacht, konkret betreffe es andere, die interviewt werden sollten, und wieder andere hatten wegen des Schichtwechsels keine Zeit oder gar nichts davon mitbekommen.

Grundsätzlich gilt, dass sorgfältige Ankündigung und Information für den Erfolg eines Beobachtungsbesuchs wesentlich sind. Die Ankündigung sollte sowohl schriftlich als auch mündlich erfolgen, damit im Schichtdienst möglichst viele Mitarbeiter davon erfahren. Günstig scheint es zu sein, zunächst auf den Stationen mündlich das Vorhaben anzukündigen und zu erklären. Kurze Zeit vor dem bekannt gegebenen Termin sollte eine schriftliche Information dies in Erinnerung rufen. Für große Organisationen empfiehlt sich eine schriftliche Planung, bei der die Gesprächsteilnehmer sowie Ort und Zeitpunkt bereits vor dem Besuch feststehen. Bei kleineren Organisationen scheint ein genauer Plan nützlich, wenn der Alltag selbst sehr strukturiert ist und sich die Mitarbeiter sozusagen »einen Termin freischaufeln« müssen. Dort, wo man räumlich nah beieinander ist und wenig feststehende Termine hat, können Interviews mit Einzelnen verabredet werden, »wie es passt«. Doch auch dort gilt: Wo Gruppen interviewt werden sollen, muss man planen.

Die Besonderheiten der Einstiegssituation dienen oftmals bereits als Hinweise auf zentrale Themen der Einrichtung
- In einer Psychiatrischen Klinik fanden zwei Besuche statt, weil sich beim ersten Termin die Mitarbeiter mehrheitlich vollkommen überrascht zeigten und spontan Gespräche nicht zu koordinieren waren. Der Leiter konnte sich das kollektive Unwissen nicht erklären, hatte er doch aus seiner Sicht gründlich informiert. Bei dem zweiten Besuch kristallisierten sich Themen wie »Informationsfluss« und »Autonomie vs. Eingebundensein in die Klinikstruktur« als wesentlich heraus, und so zeigten die Anfangsschwierigkeiten ihren Sinn.

- In einem Krankenhaus, in dem es nach schweren Personalkrisen gute Gründe für ein sehr vorsichtiges Vorgehen gab, kündigte man die Interviews nur im kleinen Kreis mündlich an, so dass der Besuch fast etwas »Geheimbündisches« an sich hatte. Der Besuchsplan wurde zwar nur mündlich mitgeteilt, hatte aber für die Interviewpartner trotzdem hohe Verbindlichkeit.

Rückmeldung
Im Rahmen der Reflexionslistenbesuche sind zwei Rückmeldungen vorgesehen. Direkt im Anschluss an einen zweitägigen Besuch wird am Morgen des dritten Tages eine *mündliche Rückmeldung* an einen möglichst großen Kreis von Mitarbeitern, Angehörigen und Patienten gegeben. Für den externen Beobachter empfiehlt sich eine Pause zur Verarbeitung des Gesehenen und Gehörten, um die Rückmeldung erstellen zu können. Idealerweise sollte die Rückmeldung einen Tag nach den letzten Gesprächen stattfinden. Die Feedback-Veranstaltungen bieten den Mitarbeitern Gelegenheit, sich direkt mit den Beobachtungen und Rückschlüssen des Beobachters auseinander zu setzen. In einer Diskussion können die Organisationsmitglieder der »Analyse« zustimmen oder sie in Frage stellen. Auch für den Beobachter ist es eine weitere wertvolle Information: In der Rückmeldeveranstaltung kann sich unter Umständen die unterstellte Dynamik des Systems reproduzieren oder sie im Gegenteil widerlegen (Alderfer 1977).

Die Rückmeldung
- greift zentrale Aussagen und Themen aus den Interviews zum Teil auch in Form anonymisierter Zitate auf,
- fasst nach Themenschwerpunkten zusammen, welche Tendenzen sich aus den Interviews zu einzelnen Fragebereichen erkennen lassen (König u. Volmer 1999),
- zieht Verbindungen zwischen verschiedenen Sichtweisen in Form eigener konkreter und atmosphärischer Wahrnehmungen.

Aus unserer Erfahrung wirkt die Rückmeldung häufig als unmittelbare Intervention. Daher sollte unbedingt für die Zuhörer eine

Kontextklärung vorangestellt werden, die auch für diejenigen eine Einordnung ermöglicht, die nicht aktiv als Interviewpartner beteiligt waren. Der Besuch ist als Momentaufnahme zu betrachten, bei dem subjektive Wahrnehmungen kommuniziert werden. Die Rückmeldung ist also nicht als Beurteilung, sondern als Diskussionsgrundlage zu verstehen.

Die Wahrscheinlichkeit einer breiten Teilnahme steigt, wenn bereits im Zeitplan des gesamten Besuchs Ort, Zeitpunkt und etwaige Dauer der Rückmeldung angegeben sind. Für eine mündliche Rückmeldung sollten 60 bis 90 Minuten zur Verfügung stehen, damit Rückfragen und Diskussion noch genügend Raum haben.

Die schriftliche Rückmeldung beinhaltet in elaborierterer Form die Inhalte der mündlichen. Als ein guter Zeitraum bietet sich ein Abstand bis zu vier Wochen zwischen mündlicher und schriftlicher Rückmeldung an. Entwicklungen in der Einrichtung werden am ehesten angestoßen, wenn der Fokus der Aufmerksamkeit auf aktuelle Themen gerichtet ist und an den Reflexionslistenbesuch anknüpft.

Konkretes Anliegen oder allgemeines Erkenntnisinteresse?
Bei den Besuchen mit der Reflexionsliste trafen wir häufig auf zwei unterschiedliche Haltungen: Während ein Teil der Einrichtungsbesuche eher einem (Selbst-)Erkenntnisinteresse folgte (»Mal schauen, wie das bei uns so läuft«), gab es für andere einen *stärkeren Fokus auf konkrete Entwicklungsanliegen* (»Warum wird so oft über unzureichenden Informationsfluss geklagt?« – »Ist der Zuschnitt der Krankenhausstationen noch zeitgemäß?« – »Wie könnten wir den Aufbau echter multiprofessioneller Teams voranbringen?«).

Einrichtungen, die die Beobachtungsrückmeldung und die Reflexion thematisch fokussierten, ließen mehr Entwicklungen und Veränderungen erkennen, als jene, die ohne konkretes Anliegen »einfach mal schauen wollen«.

Freundliches Interesse zeigten Mitarbeiter der psychiatrischen Abteilung eines großen Allgemeinkrankenhauses am »Besuch der Universität Heidelberg«. Alle Interviews und Gelegenheiten zur teilnehmenden Beobachtung wurden mit großem Zuvorkommen unterstützt und organisiert. Die Frage, ob man einen Veränderungsbedarf sehe, wurde jedoch von allen Mitarbeitern verneint. Mehrheitlich deckte sich die Einschätzung, dass sich in fünf Jahren nicht viel verändert habe, und das sei auch gut so. Neben einem generell aufgeschlossenen Klima universitären Forschungsvorhaben gegenüber, gab es hier erwartungsgemäß keinen Anlass für Veränderungen.

Wo ein Thema bearbeitet werden sollte, dem die Reflexionsliste als Entwicklungsunterstützung diente, regte die Reflexion der eigenen Prozessgestaltung eher zu Veränderungen an.

In einem psychiatrischen Krankenhaus war das Anliegen eines externen Besuchs mit der Reflexionsliste, konstruktive Lösungen und ein gutes Vorgehen für einen komplexen und konflikthaften Umstrukturierungsprozess einiger Stationen zu finden. Nach dem Besuch beschloss man
- einen Zeitplan für bestimmte Veränderungsschritte,
- eine gemeinsame Konferenz zur Vorbereitung eines Workshops sowie
- die Durchführung dieses eintägigen Workshops über Themen, die aus der Rückmeldung als relevant hervorgehen.

Man braucht einen Prozessverantwortlichen
Einrichtungen können bei den Folgebesuchen nach eineinhalb Jahren im wesentlichen dort Veränderungen berichten, wo es neben dem thematischen Fokus auch einen oder mehrere Prozessverantwortliche gegeben hat. Mitarbeiter berichten, dass sie allein die anregenden Ideen im Stations- oder Einrichtungsalltag nicht weiter zu verarbeiten gewusst hätten. Als Teil einer Organisation haben sie nicht automatisch ein Mandat, die eigenen Ideen institutionell weiterzuverfolgen. Sollen sie als einzelne Pflegedienstmitarbeiter, Sozialarbeiter oder Ergotherapeuten eine Projektgruppe oder Diskussionsrunde ins Leben rufen, und wenn ja, wie? Sollte dies während der Arbeitszeit geschehen oder wäre es eine Privatinitiative? Welche Relevanz würden die ungefragt erarbeiteten Ergebnisse für die Organisation haben? Solche und ähnliche Fragen

verhindern vielerorts Initiativen von Mitarbeitern. Wir finden bestätigt, dass sich der Organisationsentwicklungsprozess *inhaltlich* an der inneren Logik der Organisation und ihrer Vertreter so orientieren muss, dass er von den Mitarbeitern aufgegriffen, getragen und akzeptiert wird. Der *Prozess* der Bündelung, Koordination und Umsetzung der Anstöße und Ideen scheint jedoch nicht »einfach zu entstehen«, dafür sollte/n einer oder mehrere Organisationsmitglieder verantwortlich sein.

- In einem psychiatrischen Krankenhaus war das Thema »Unzufriedenheit mit der Stationsaufteilung« nach einem Besuch mit der Reflexionsliste als zentrales Veränderungsanliegen der Mitarbeiter rückgemeldet worden. Der Startschuss für eine Veränderung war die Gründung einer Projektgruppe durch die Leitung, in der Stationspfleger, je ein Vertreter der Ärzte und der nichtärztlichen Therapeuten vertreten waren. Mitarbeiter wurden »von Klägern zu Akteuren«, ob als Mitglieder der Projektgruppe oder als kooperierende Stationsmitarbeiter, die zum Thema Umstrukturierung Vorschläge erarbeiteten.
- Für alle interessierten Mitarbeiter der psychiatrischen Abteilung eines Krankenhauses gab es eine »Fortbildungsreihe zur Qualitätssicherung«, die die Anregungen der Rückmeldung Punkt für Punkt durchdiskutierte und Veränderungsmöglichkeiten zusammentrug.
- Der »Exegeseclub« – so wurden in einer anderen psychiatrischen Abteilung humorvoll die Treffen des Oberarztes mit den leitenden Psychologen, Pflegekräften, Sozialarbeitern und Stationsärzten bezeichnet, bei denen die Rückmeldung aus dem Besuch mit der Reflexionsliste gelesen und diskutiert wurde, um so Initiativen zur Umsetzung anzuregen und zu konkretisieren.

Weiterentwicklungen der Interviewführung: Zukunftsfragen, Reflecting Teams, gemischte Berufsgruppen
Die Fragen der Reflexionsliste beim ersten Besuch bildeten relativ umfassend den Ist- Zustand aus der Sicht der Beteiligten ab. Nur in ganz wenigen Fällen reichte das aber bereits aus, um ein kritisches Reflektieren über das Geschilderte auszulösen. Manchmal bestand

auch die Gefahr, dass die externe Beobachterin zur Klagemauer wurde.

In einer Klinik, in der sich im Lauf der letzten Jahre durch mehrere Leitungswechsel, ein unruhiges Personalkarussell und anstehende Umstrukturierungen große Unzufriedenheit aufgebaut hatte, schien man froh über eine Außenstehende, der man nun endlich sagen konnte, wie es hier zugehe, wie der Chef sei oder wie schlecht man selbst informiert würde. Vielleicht hoffte man, die Beobachterin würde es der richtigen Person an der richtigen Stelle weitergeben, zumindest aber dem Leiter, der das Ganze in Auftrag gegeben hatte. Irgendjemand sollte jedenfalls diese Missstände beheben, zu deren Veränderung man selbst nichts beitragen wollte oder konnte.

Aus dieser Erfahrung heraus begannen wir zunehmend Zukunftsfragen in die bestehende Reflexionsliste aufzunehmen: »Angenommen ich käme in 3 Jahren wieder, was glauben Sie, wäre anders oder gleich im Bezug auf …?« Am Ende der Interviews stand die Frage, welche drei Veränderungen die Gesprächsteilnehmer als erste vornehmen würden, wenn sie in dieser Einrichtung Chef würden. Auf diese Weise kamen am Ende des Gesprächs oftmals die Themen zur Sprache, die den Mitarbeitern wirklich auf den Nägeln brannten. Manchmal waren dies eine bessere Parkbeleuchtung oder eine bessere Öffentlichkeitsarbeit; andere Interviewpartner wollten die Informationspolitik ändern oder den Verwaltungsleiter ersetzen.

Zwei Modifikationsmodelle für die Interview-Settings wurden je nach Größe und Bedarf der Einrichtung erprobt
1. Interviews in gemischten Gruppen: Ärzte, Pfleger, Therapeuten, Verwaltung und andere werden in einem Gruppeninterview befragt, wie sie selbst die Alltagspraxis der Klinik einschätzen. Zirkuläre Fragen, was die Betreffenden glaubten, was die jeweils anderen dächten, täten, wünschten und so weiter, scheinen geeignet, einen internen Kommunikationsprozess in Gang zu setzen, bei dem bestehende Bilder verstört werden oder Sichtweisen anderer neu erfahren werden. Besonders wichtig war dies für jene meist klinischen Einrichtungen, in denen zwar zusammen

gearbeitet, aber getrennt besprochen wurde: Ärztekonferenz, Pflegebesprechung und Visiten boten häufig wenig Raum für eine gemeinsame Kommunikation über das *Wie* der Alltagspraxis.
2. Zwei Gruppen werden parallel interviwt, wobei jeweils eine Gruppe als Reflecting Team für die andere dient und so eine Rückmeldung zu dem Gehörten geben kann. Dadurch kommen Gruppen miteinander in Kontakt (wie z. B. Angehörige und Pflegedienstmitarbeiter), deren Einstellungen und Handlungen primär relevant füreinander sind.

Ein sozialpsychiatrischer Dienst organisierte bereits den ersten Reflexionslistenbesuch in dieser Weise. Patienten und Angehörige hörten mit großem Interesse, was Mitarbeiter zu den verschiedenen Themen zu sagen hatten. Patienten und Angehörige fühlten sich aufgewertet und zeigten durch ein besseres Verständnis für Strukturen, Interesse, sich aktiver für die eigenen Belange einzusetzen. Kritisch war die Dauer dieser Marathonsitzungen, bei der jede Gruppe ein vollständiges Interview von 90 Minuten hatte und als Reflecting Team nochmals die gleiche Zeit zubringen musste.

Wir lernten schnell, dass eine zeitliche Verkürzung mit einer Auswahl an Fragen der Aufmerksamkeitsspanne zugute kommt. Auch müssen nicht die Gesprächsteilnehmer jeder Gruppe jeweils in die Rolle des Interviewten und des Reflecting Teams schlüpfen, denn durch dieses »Mehr« ist nicht unbedingt ein Zuwachs an Reflexion zu erwarten.

Die Reflexionsliste kann auch als »Begehungsleitfaden« für *gegenseitige Einrichtungsbesuche* genutzt werden. Bei solchen gegenseitigen Besuchen von Patienten und Mitarbeitern zweier vergleichbarer Einrichtungen sind auf beiden Seiten alle Personen Betroffene und Fachleute zugleich. Patienten werden zu Fachleuten, Mitarbeiter schlüpfen in Patientenrollen – der ungewohnte Rollen- und Perspektivenwechsel wirkte sich in einem ersten Versuchslauf auf allen Seiten anregend aus.

Zwei Tageskliniken erstatteten sich gegenseitig Besuche für jeweils einen Tag. Teilnehmer dieses »Betriebsausflugs« waren sowohl Mitarbeiter als auch Patienten, die einen Tag in der fremden Tagesklinik als Patienten verbrachten. Am Abend gaben sie eine Rückmeldung, wie es ihnen gefallen hatte, welche Erfahrungen sie gemacht hatten und ob sie Anregungen für ihre eigene Einrichtung mit zurücknehmen konnten. Nach einiger Zeit erfolgte der Gegenbesuch. Ein Effekt bei beiden Tageskliniken bestand in einer erhöhten Zufriedenheit der Patienten mit der eigenen Einrichtung. Man fand es am eigenen Herd am schönsten und wusste einzelne Elemente wieder mehr zu würdigen. Mit geringer zeitlicher Verzögerung wurden aber auch Anregungen aus der anderen Welt gesehen: Patienten der einen Tagesklinik wollten es in ihren Räumlichkeiten auch so »schön haben«, wie sie es in der anderen Einrichtung gesehen hatten. Eine Gruppe setzte sich aus eigener Initiative zusammen und arbeitete Verbesserungs- und Veränderungsvorschläge aus. In der Folge wurde der Raucherraum zu einem gemütlichen Ruheraum umfunktioniert. Die Mitarbeiter hatten gegenseitig interessante Varianten zu therapeutischen Angeboten aufgegriffen. Patienten konnten nun Visiten mit dem Oberarzt *anfordern*, bei denen Ziele von Behandler und Patient eruiert und ausgehandelt wurden. Eine der beiden Tageskliniken wollte, angeregt durch die andere, ihr »straffes Reha-Klima durch die geschlossenen Ergotherapieblöcke am Vormittag« verändern und die »relativ große Kontrolle der Mitarbeiter« lockern, die man selbstkritisch als nicht kreativitätsförderlich sah.

Von den sehr unterschiedlichen Strukturen rund um die jeweilige Tagesklinik lernten beide Seiten. Als Teil eines großen Krankenhauses genoss die eine Tagesklinik die Zusammenarbeit und die unkomplizierte Verlegungspraxis mit der Klinik. Patienten konnten auch schon mal »schnuppern« kommen, wenn sie noch stationär waren. Vor diesem Hintergrund würden aber möglicherweise auch »schwerer gestörte Patienten« überwiesen, wie die Mitarbeiter vermuteten. Die andere Tagesklinik – räumlich und formal weitaus autonomer – stellte als Aufnahmebedingung, dass sich Patienten nach 16.30 Uhr selbst versorgen können, was anspruchsvollere Arbeitsmöglichkeiten mit Patienten zur Folge hatte.

3.3 »Neue Besen sollten langsam kehren!« – Sektorisierung nach einem Chefarztwechsel – ein Fallbeispiel

Im Folgenden beschreiben wir an einem Fallbeispiel, wie die Reflexionsliste zum Bestandteil eines Umstrukturierungsprozesses in einem psychiatrischen Krankenhaus wurde.

Die Ausgangslage der beratenen Einrichtung
Die Umstrukturierung von vier Stationen auf zwei Abteilungen nach dem Chefarztwechsel an einem Psychiatrischen Krankenhaus war ein Prozess, der sich über eineinhalb Jahre vollzog. Die spannende Frage war dabei, wie es der neue Chefarzt schaffen würde, in einem von Verunsicherung geprägten Klima mit noch mehr Veränderung wieder Struktur einzuführen. Der Prozess der Veränderung wurde zielgerichtet eingeleitet, wobei die einzelnen Schritte unter starker Mitarbeiterbeteiligung sorgfältig geplant wurden. Aus dem Projekt begleiteten wir die Umstrukturierung durch die Besuche mit der Reflexionsliste und die Moderation zweier Treffen einer Projektgruppe, die die Klinik eigens für die Umstrukturierung gebildet hatte.

Besuch mit der Reflexionsliste – »Was wir schon immer mal sagen wollten«
Bei einem ersten Besuch mit der Reflexionsliste stellte sich die Situation so dar: Es hatte in der Klinik in den letzten Jahren mehrere Leitungswechsel gegeben, der neue Chefarzt war erst seit drei Monaten im Amt. Die Pflegedienstleiterin und der Verwaltungsleiter waren ebenfalls erst neu hinzugekommen.

Nichts ist so stabil wie der Wandel
Im Laufe dieser »Wechsel-Jahre« schienen die Stationen ihre Fähigkeiten zur Selbstorganisation und zur Eigenstabilisierung gut entwickelt zu haben, denn man fand zwar keineswegs überall zufriedene, aber überall in sich selbständig organisierte Stationen. Mitarbeiter beschrieben, dass man sich um die Veränderungen, die mehrere Chefärzte angekündigt hätten, gar nicht mehr gekümmert

habe, da man bei den häufigen Wechseln davon ausgehen konnte, dass sich letztlich langfristig nichts ändern würde.

Worum es gehen sollte, wurde erst langsam klar
Bei der Einladung der Projektmitarbeiter und für die interne Ankündigung wurde zunächst sehr allgemein die »Schwerpunktsetzung einzelner Organisationseinheiten« genannt. Fokus der Beobachtungen sollte die »Auswertung der bisherigen Erfahrungen und Überprüfung des Zuschnitts der Stationen, insbesondere im Hinblick auf die Rolle der Station B« sein.

Eine Bestandsaufnahme – Wie wir wurden, was wir sind
Zu dieser Zeit gab es drei Abteilungen: die Abteilung für Allgemeine Psychiatrie, die Abteilung für Suchterkrankungen und die Abteilung für Gerontopsychiatrie. Die Stationen der Abteilungen arbeiteten nach Diagnosen differenziert, zum Beispiel behandelte eine Station Depressionen, eine andere schizophrene Psychosen, eine weitere Station diente als Aufnahme- und Krisenintervtionsstation.

In der Abteilung für Allgemeine Psychiatrie klagte vor allem die sogenannte Krisenstation über permanente Überlastung. Das Konzept sah bisher vor, dass dort sowohl krisenhafte Neuaufnahmen als auch Patienten, die in anderen Stationen akut wurden, einen Platz fanden. Sobald sich der Zustand beruhigt hatte, wurden die Patienten gemäß ihren Diagnosen auf andere Stationen weiterverlegt. Aber nicht nur diese, sondern auch einige andere Stationen klagten, dass sie sich überlastet fühlten – die einen durch ihre ständige Arbeit mit brisanten Krisenfällen, die anderen dadurch, dass sie den Überlasteten als »Überlaufbecken« dienten oder bei Personalengpässen aushelfen mussten.

Eine Veränderung der Stationskonzepte, bei denen die Belastungsspitzen gleichmäßiger verteilt würden, wurde von allen Stationen eingefordert, wenn auch unterschiedlich stark.

Skepsis, ob denn tatsächlich was passiert
Mitarbeiter der Klinik hatten viele Leiter und noch mehr Ideen kommen und gehen sehen, so dass man aus nachvollziehbaren Gründen fürchtete, es könne wieder nur bei guten Worten bleiben.

Veränderungsideen – Was wollte eigentlich der Chefarzt?
Der Chefarzt schien sich bei Amtsantritt der Schwierigkeit seiner Aufgabe wohl bewusst. Er fand eine Klinik vor, bei der Leiterwechsel fast gewöhnlich schienen, die Abteilungen hatten sich relativ autonom organisiert, von den verschiedenen Leitungskonzepten nur peripher tangiert. Diese Einstellung sicherte für die Mitarbeiter Stabilität in der Arbeit, auch wenn man mit genau diesem bestehenden Konzept Unzufriedenheit äußerte. Die Mitarbeiter schienen eine Veränderung herbeizusehnen, aber möglichst ohne größere Gleichgewichtserschütterung. »Es muss schnell was passieren«, sagten die einen, »wer weiß, wie lange der bleibt, dann stehen wir mit dem Durcheinander da«, warnten andere.

Der neue Chefarzt hatte zuvor mit dem Sektorisierungskonzept gute Erfahrungen gemacht, so dass er es für die angezeigte Veränderung hielt. Wichtige Unterstützung erhielt er von der Pflegedienstleiterin und dem Verwaltungsleiter. Das Konzept sollte der Klinik nicht »top-down« verordnet werden, was vorhersehbaren Widerstand hervorrufen würde, sondern die Mitarbeiter sollten für den Umstrukturierungsprozess aktiv mit ins Boot.

Offen und zielgerichtet den Prozess steuern
Was der Chef wollte und die Mitarbeiter möglichst wollen sollten, war insofern offen, dass beide Seiten bereit waren, sich von besseren Konzepten – entweder als den bisherigen oder als dem der Sektorisierung – überzeugen zu lassen. Als gemeinsame Zielsetzung sollte erreicht werden:
- *für alle Beteiligten* die Sicherstellung der Behandlungskontinuität,
- *für Patienten* eine Verbesserung der Behandlungszufriedenheit,
- *für Stationen* eine gerechte Ressourcenverteilung und bezüglich

Patientenzahlen, Belastung, Belegung, Mitarbeiter, Räumlichkeiten und so weiter präzise Stationskonzepte und klare Aufnahmemodi,
- *für Mitarbeiter* eine Verbesserung der Arbeitszufriedenheit,
- *für externe Partner* eine Verbesserung der Zusammenarbeit.

Wer ist »die Projektgruppe«?
Zeitplan und verbindliche Akteure
Erste Maßnahmen gegen die »Abwinke-Tendenzen« (»das wird doch auch wieder nichts«) war daher die Gründung einer Projektgruppe. Diese Gruppe arbeitete im Rahmen eines festgelegten Zeitplans, innerhalb dessen sie sich zu Ergebnissen und Rückmeldungen an die Mitarbeiterschaft verpflichtete.

Die Umstrukturierung als Chefarzt- und Mitarbeiter-Sache
Die Projektgruppe bestand aus dem Chefarzt, der Pflegedienstleiterin, den Oberärzten, je einem Pflegevertreter aller Stationen und einer Vertreterin für die Therapeuten und Sozialarbeiter, die stationsübergreifend arbeiteten. Die Zusammenstellung der Projektgruppe dokumentierte, dass die »Chefs« (Ärztliche Leitung und Pflege) die Sache *wirklich* ernst nahmen, dass die aktive und *kritische Beteiligung der Mitarbeiter* gewünscht war und dass man von Veränderung nicht nur sprechen, sondern sie in Angriff nehmen wollte.

Die Arbeit der Projektgruppe
Diese Projektgruppe übernahm die Aufgabe, zunächst zu prüfen, ob die Einführung eines Sektorisierungskonzepts in der Allgemeinpsychiatrie eine nützliche Veränderung sein könnte oder ob es andere Konzepte gäbe, die gegebenenfalls noch besser denkbar wären.

Statistiken lesen
Anhand des Datenmaterials der letzten Jahre musste geklärt werden, wie groß die Einzugsgebiete für die jeweiligen Stationen sein sollten, welche Diagnosen dort mit welcher Häufigkeit auftraten

und welche Fluktuation es bisher von und zu den Kooperationspartner in komplementären Einrichtungen gegeben hatte.

Andere Einrichtungen und Kliniken wurden besucht, um dort Anregungen für die eigene Konzeptveränderung mitzunehmen. Bei den Treffen berichteten die »Abgeordneten« ihre Eindrücke aus anderen Kliniken, es wurde diskutiert und zum Teil verworfen, zum Teil wurden Anregungen aufgegriffen, die man hinterher ins eigene Konzept verwob.

Die Geister, die ich rief ...
Nachdem erste konkrete Schritte also gegangen waren, machten sich auch gleich erste Befürchtungen breit, man könne nun mit dem ganzen Prozess der Umstrukturierung überfordert sein. Anhand der Zielsetzungen war schon zu erkennen, dass Veränderungen Veränderungen nach sich ziehen würden.

Wenn schon, denn schon!
Wollte man zum Beispiel Soteria-Elemente[7] einführen, offene Stationen umsetzen, »weiche Räume«[8] nutzen, um Zwangsmaßnahmen zu reduzieren, so bedeutete das Umbau oder zumindest Umgestaltung von Räumen. Umzüge der einzelnen Stationen waren bereits geplant, weil die Stationen eine möglichst gleichmäßige Patientenverteilung bekommen sollten. Nicht zuletzt stand nun an, auch die Stationsteams neu zu mischen, damit man sich nicht mit alten Kollegen im neuen Konzept unversehens an der gewohnten

---

7 Soteria beschreibt den Umgang mit psychotischen Patienten »in einem nicht kontrollierenden System mit minimaler Hierarchie«. Es wird für eine überschaubare, vertrauenerweckende Umgebungsgestaltung gesorgt. Anstelle von Ruhigstellung durch Medikamente und/oder Fixierung steht das »being-with« der Soteria. Die Aufgabe der Behandler besteht im Dabeisein, Mit-Erleben, Mit-Aushalten und Sich-Auseinandersetzen. Das bereits Anfang der 70er Jahre in den USA entstandene Soteriakonzept kam zu Beginn der 80er Jahre nach Europa (Ciompi 1982).

8 Mit Stoff und Kissen ausgestattete Räume, in beruhigenden Farben gehalten, in denen erregte Patienten zur Ruhe kommen können.

Klagemauer (»... und Station XY hat's doch wieder besser getroffen«) wiederfinde.

Das alles verbreitete eine aufgeregte Aufbruchstimmung. Dass »nichts geschehen werde«, befürchtete keiner mehr, dafür grassierte die Angst vor all dem, was geschehen sollte: Wie soll das alles gehen? Wer soll wann wechseln? Wann können wir umziehen? Was geschieht mit der Einrichtung der Station? Darf man sich aussuchen, auf welche Station man will oder wird man abgeordnet? Wie kann man denn da einen Urlaubsplan für das nächste Jahr machen?

Das Tempo der Organisationsentwicklung – die schwierige Balance zwischen Drängen und Bremsen
So drängend das Bedürfnis nach Entlastung auf den Zeitplan und die Glaubwürdigkeit des Veränderungsansinnens drückte, so sorgfältig musste der Prozess eingeleitet werden. Der Chefarzt führte die Veränderung und die bedächtige Beobachtung zusammen, indem er einerseits die Ideen- und Konzeptarbeit forcierte, andererseits deren genaue Prüfung betonte und dieser auch genügend Zeit einräumte. Von kurzfristigen Zielsetzungen und Umsetzungsterminen musste man ihn eher überzeugen, als dass er sie einforderte. Trotzdem ließ die Kontinuität, mit der die Projektgruppe ihre Arbeit tat, keinerlei Zweifel daran, dass die Dinge geschehen sollten.

Die Mitarbeiter auf den Stationen warteten voller Ungeduld auf erste Ergebnisse. Der Jahreswechsel schien in doppeltem Sinne eine magische Bedeutung zu haben: Mit dem Beginn des Jahres wollte man langfristige Dienst- und Urlaubspläne machen, da mussten also die Teamzusammensetzungen stehen, und man musste wissen, wie man arbeiten würde. Gleichzeitig bremsten viele und hatten Angst, dass Umzüge, Umbauten, neu zusammengesetzte Teams und ungewohnte Aufgaben zu viele Veränderungen auf einmal sein würden. Tatsächlich sollten nun alle Stationen aus ihrer Region alle Patienten aufnehmen und somit ihre vertraute Spezialisierung aufgeben.

Die externen Moderatoren – Fahrplan und Aufgabenverteilung
Für die Fülle des nach und nach erarbeiteten Materials nutzte die Klinik zweimal während des Prozesses externe Moderatoren. Im Lauf des Prozesses ging es darum, eine definitive Entscheidung für oder gegen die Sektorisierung zu fällen, um weitere Schritte planen zu können. Nach der langen Vorbereitungs- und Sondierungsphase schien es schwierig, sich nun endgültig auf das Konzept festzulegen.

Die Projektgruppe lud die Mitarbeiterin unseres Heidelberger Projekts zur Moderation eines Projekttags ein. Als Auftrag dieser sehr selbständig und effizient arbeitenden Gruppe formte sich im Lauf des Treffens das Thema »Entscheidung« heraus. Man war an einem Punkt angekommen, wo alle in Betracht kommenden Konzepte durchbuchstabiert waren, doch man scheute sich der »Sektorisierung« nun endgültig den Zuschlag zu geben. Die Kommunikation im Konjunktiv, wie »angenommen, wir würden uns für die Sektorisierung entscheiden, was wäre dann mit dem Thema XY ...«, stellte für den Umsetzungsprozess eine Hürde dar. Es schien, als habe das anfangs getroffene Abkommen, offen für andere Konzepte zu bleiben, sozusagen ein Nicht-Entscheidungsgebot verhängt, das keiner als erster brechen wollte. Die externe Beobachterin konnte diese Wahrnehmung rückmelden und als Moderatorin den aktivierenden Part übernehmen, Entscheidungen und Terminpläne anregen, was den weiteren Prozess wieder in Gang setzte.

In einer Sitzung mit den externen Moderatoren wurde bilanziert und damit die ersten konkreten Umsetzungsschritte vorbereitet:
- Was wurde bisher erreicht?
- Formulierung der Zielsetzung
- Offene Fragen
- Gibt es noch Möglichkeiten von der Sektorisierung abzusehen?
- Raum für Skepsis
- Was hat sich auf den Stationen und in den Konzepten bewährt und soll beibehalten werden?
- Wann ist eine Umsetzung zu wünschen und wann ist sie denkbar?

In einem zweiten extern moderierten Tag wurde festgelegt, was bis wann geschehen sollte und wer prozessverantwortlich war. Aus der Vielfalt des bis dahin Erarbeiteten musste zunächst ausgewählt werden, was für den Prozess der Umstrukturierung wichtig war und wie die Themen in den darauf folgenden drei Monaten von wem bearbeitet werden sollten. Aus einem Teil der Projektgruppe bildete sich eine so genannte Steuerungsgruppe, die die späteren Schritte der Umsetzung koordinieren und begleiten würde. Die externen Moderatoren übernahmen dabei die Außenperspektive, die beim Sortieren der Themen und zur Reduktion der Komplexität hilfreich war.

Die hier in Tabelle 1 ausschnittsweise gezeigten Ergebnisse des Workshoptags mit externen Moderatoren wurden der Gesamtmitarbeiterschaft vor- und zur Diskussion gestellt.

Der Auflistung der Ergebnisse verdeutlichte: Die meisten Aufgaben gingen an Leitungspersonen. Wenn die Umstrukturierung gelingen sollte, brauchten sie dafür allerdings ein Mandat aus der Mitarbeiterschaft. Mit angeordneten Ziel- und Zeitvorgaben wäre dieses an Autonomie gewöhnte System vermutlich nicht in den Prozess eingestiegen. Daher wurden während des Prozesses immer wieder Zwischenergebnisse in die Teams gegeben, die über ihre Vertreter Ideen, Anregungen aber auch Befürchtungen in die Projektgruppe einspeisen konnten.

Ähnliche Präsentationen wurden über die bis dahin erarbeiteten gemeinsamen konzeptionellen Eckdaten für alle Sektorstationen gemacht:
- ähnliche Teamzusammensetzung; Stationsleitungen stehen bereits fest,
- gleiche durchschnittliche Patientenzahlen, Verweildauer, Pflegetage,
- Konzept der offenen Tür (nach Möglichkeit),
- multiprofessionelle Teamarbeit,
- Bezugspersonensystem,
- Soteria-Elemente,
- gleiche Anzahl an Nachtdiensten,
- Außenorientierung.

Tabelle 1: Die vorgestellten Ergebnisse des Workshops

Was muss geschehen?	Bis wann?	Durch wen?
Entscheidung über die Arbeitsplätz (personelle Ausstattung der Stationen)	15.12. des Jahres	Abteilungsleitung
Erstellung von Dienstzeiten	01.01. des nächsten Jahres	Pflegedienstleitung
Beginn der Arbeit in neuen Teams	01.01. d. n. J.	Abteilungsleitung
Beginn Umsetzung des Sektorisierungskonzepts	01.02. d. n. J.	Abteilungsleitung
Entscheidung über Umzugsvarianten (Welche Station zieht wohin um?)	06.12. d. J.	Abteilungsleitung/ Betriebsleitung
Bau- und Investitionsmaßnahmen, z. B. »weiches Zimmer«, Empfangsbereich in der Mitte der Station, Raumnutzungsüberprüfung	01.02. d. n. J.	Stationsleiter geben Vorschläge an Steuerungsgruppe
Hospitationen und Fortbildungen z. B. Soteria, Borderline-Behandlung, offene/geschlossene Stationsführung	Ab Jan. d. n. J.	Interne Weiterbildungsstätte
Außendarstellung zu Kooperationspartnern und der allgemeinen Öffentlichkeit	Ab Dez.	Abteilungsleiter

Umsetzung der neuen Struktur und ihre Schattenseiten
Etwa ein Jahr nach dem ersten Besuch mit der Reflexionsliste, bei dem der Prozess seinen Anfang nahm, stellt sich die Situation so

dar: In der (umbenannten) Abteilung für Allgemeine Psychiatrie *und Psychotherapie* waren aus vier Diagnosestationen und Tagesklinik nunmehr drei fakultativ geschlossene Sektorstationen, eine Psychotherapiestation und eine Depressionsstation mit Tagesklinik sowie eine allgemeinpsychiatrische und psychotherapeutische Ambulanz geworden.

Zunächst schienen alle gewonnen zu haben:
- Die Stationen hatten mehr Übersichtlichkeit und Kontinuität bekommen.
- Die sektorisierten Stationen hatten einen besseren Bezug zu den komplementären Diensten, weil man immer wieder mit den gleichen Kooperationspartnern in der Region zu tun hatte.
- Die Aufgaben waren heterogener geworden, weil die Patienten auf Sektorstationen mehr durchmischt werden als auf den vorherigen nach Diagnosen oder Behandlungsaufgaben spezialisierten Stationen. Mitarbeiter berichteten, dass die Arbeit dadurch anspruchsvoller geworden sei, aber auch mehr Spaß mache, weil die Behandlungsverläufe bei den verschiedenen Patienten unterschiedlicher und deshalb auch ermutigender seien.
- Über die Sektorisierung sprachen die Mitarbeiter zum großen Teil zufrieden, zum Teil aber auch mit Skepsis, wie das Chaos sich lichten würde. Zum Beispiel hatten die Umzüge in die neuen Räume noch nicht stattfinden können, weil die Umbauarbeiten für die Stationen andauerten. Teile des Konzepts, die an die neuen Räumlichkeiten gebunden waren, konnten deshalb noch nicht umgesetzt werden.

Und wieder das Tempo ...
Manche fanden das Tempo zu rasant, andere fanden, man müsse sich ranhalten, bei allem was noch zu bewältigen sei. Die Qualitätsbeauftragte, die inzwischen den Prozess begleitete, setzte auf das Eigentempo jeder Station: »Macht so schnell, wie es für euch passt.«

Was wird eigentlich aus den Therapeuten?
Die therapeutischen Berufsgruppen erlebten ihre Arbeit in der neuen Struktur als zerstückelt. Sie gehörten nicht mehr wie früher zu bestimmten Stationen, sondern boten therapeutische Gruppen oder Einzelgespräche in kleinen Einheiten auf mehreren Stationen an. Sie hatten Schwierigkeiten, in den wenigen Stunden auf einer Station überhaupt ein sinnvolles Angebot zu machen. In der neuen Struktur war aus ihrer Sicht die Position der Ärzte aufgewertet, ihre eigene dagegen zunehmend in die Bedeutungslosigkeit verbannt.

Zusammenfassende Bewertung
Drei Faktoren scheinen wesentlich zum Gelingen dieses Umstrukturierungsprozesses beigetragen zu haben:
- *Mitarbeiterbeteiligung – von Klägern zu Akteuren.* Zu Beginn des Prozesses stand die Möglichkeit für die Mitarbeiter, über die eigene Arbeit, über die Organisation und die eigene Position darin zu reflektieren. Die Rückmeldung über diese gemeinsame Reflexion bildete eine Grundlage, sozusagen eine kollektive Aussage darüber, was veränderungsbedürftig sei. Mitarbeiter, die die Erfahrung von Hilflosigkeit und willkürlichen Veränderungen gemacht hatten, sahen sich nun an einem Prozess beteiligt, bei dem ein gemeinsamer Weg beschritten wurde, den sie direkt (als Mitglieder der Projektgruppe) oder indirekt (aus den Stationsteams über ihre Vertreter in die Projektgruppe) mitbestimmen konnten. Dabei fanden auch im laufenden Prozess gemeinsam mit der Stationsteams Reflexionsschleifen über solche und ähnliche Fragen statt: »Was bewährt sich von dem, was wir ausprobieren?«, »Was machen wir weiter, was ändern wir nochmals?«
- *Skepsis gegenüber Neuem und die Würdigung des Alten.* »Den Veränderungsbedarf wahrnehmen heißt nicht, dass alles Alte schlecht war.« In diesem Prozess wurde das sorgsam berücksichtigt. Man würdigte und nutzte die Autonomie und Selbstorganisationsfähigkeit der Stationen, so dass die Mitarbeiter auf die Seite der auch aus ihrer Sicht notwendigen Veränderung gehen konnten.
- *Take your time.* Der Umgang mit Zeit entscheidet wesentlich

über Erfolg oder Misserfolg bei der Organisationsentwicklung. »Die Entdeckung der Langsamkeit« war eine der zentralen Erkenntnisse des Projekts: Klarheit und Zielorientierung in der OE sind wichtig als Signal für alle Beteiligten, dass es sich um Prozesse von kollektiver Bedeutung, nicht um unverbindliche Beschäftigungstherapie für Mitarbeiter handelt. Zeitpläne sollten jedoch neben den formulierten Teilzielen auch Raum lassen zum Innehalten, zum Zurückschauen, zum Reflektieren und für die Skepsis. Der Organisationsentwicklungsprozess, mit weniger Ungeduld anlegt, scheint oft schneller und mit weniger Reibungsverlust voranzugehen.

Das Verhältnis zwischen Mitarbeitern und Leitung und zum gesamten OE-Prozess scheint sich zu entspannen, wenn man auch die Zeitschiene verhandelt und nicht anordnet. Zu manchen Zeiten zeigten sich eher die Mitarbeiter ungeduldig, manchen ging es auch da zu rasant. An anderen Stellen wünschte sich wiederum die Leitung mehr oder weniger Tempo, und so weiter. Gut gelungen scheint hier das vielfältige Aushandeln dieser verschiedenen Tempowünsche, die Transparenz im Umgang damit und die zusätzlichen Spielräume für stationsindividuelle Tempo-Anpassungen.

4 Wenn Stimmen anders hörbar werden – Fragen an Patienten, Angehörige, Mitarbeiter und Überweiser

4.1 Umfrageforschung in der Psychiatrie – das Spektrum der Themen und Methoden

Die Heterogenität der untersuchten psychiatrischen Einrichtungen im Blick auf ihren Institutionstyp (psychiatrische Fachkliniken, Abteilungen an Allgemein- oder Kreiskrankenhäusern, Wohnverbünde, ambulante Tageskliniken) und im Blick auf ihre aktuelle Entwicklungsphase führten zu ganz spezifischen Forschungsinteressen. Die Planung des Forschungsprozesses und die Auswahl der Erhebungs- und Auswertungsmethoden mussten darauf abgestimmt werden.

In zehn Vorabbefragungen kristallisierten sich schließlich folgende organisationsrelevante Themen heraus: das Betriebsklima; die Rolle der mittleren Leitungsebene; Arbeitszufriedenheit; Patienten- und Angehörigenzufriedenheit; Lebensqualität und Gesundheit der Bewohner, stationär/ambulante Kooperation; Verbesserungswünsche für Hilfeplangespräche; Evaluation von Betreuungsverläufen. Befragt wurden je nach Befragungsthema unterschiedliche Personengruppen, Patienten/Bewohner, Angehörige, Mitarbeiter, Überweiser. In jedem Einzelfall wurde entschieden, ob bereits vorhandene oder selbst entwickelte Erhebungs- und Auswertungsmethoden zum Einsatz kommen sollten.

Stichproben und Themen
Die verwendeten Fragebögen und Interviewleitfäden bezogen sich auf vier für die psychiatrischen Einrichtungen wichtige Personengruppen. Je nachdem, ob in der Einrichtung eher eine interne oder externe Kundenorientierung aktuell war, lag ihr Interesse entweder bei

1. den *Mitarbeitern als internen Kunden* und deren Einschätzung des Betriebsklimas und deren Sicht von der Rolle der mittleren Leitungsebene, oder bei
2. den *externen Kunden*
   - den *Patienten* oder *Bewohnern* und deren Zufriedenheit mit dem Behandlungsangebot, ihrer Lebensqualität und Gesundheit,
   - den *Angehörigen* chronisch-psychiatrischer Langzeitpatienten und deren Zufriedenheit mit dem Enthospitalisierungsprozeß und ihrer Partizipation,
   - den *Zuweisern* und deren Zufriedenheit mit der Kooperation und dem Behandlungsangebot der Klinik.
3. Eine weitere Variante bestand in einem *Zielgruppenvergleich zwischen Mitarbeiter- und Patienten-Perspektive* bei der Erfassung von Veränderungs- und Beibehaltungswünschen im Klinikangebot und bei der Evaluation von Hilfeplangesprächen und Betreuungsverläufen.

Tabelle 2 gibt einen Überblick über Stichproben, Themen und Erhebungsinstrumente der zehn Ausgangsbefragungen in den Einrichtungen.

Neben lang bewährten, standardisierten Instrumenten, wie zum Beispiel dem Betriebsklima-Fragebogen (von Rosenstiel 1992), verwendeten wir zum Teil auch standardisierte, neue Instrumente wie den Bogen zur Klientenzufriedenheit und Lebensqualität der Aktion Psychisch Kranke e. V. (1997) oder den Integrierten Behandlungs- und Rehabilitationsplan (IBRP) der »Kommission zur Personalbemessung im komplementären Bereich der psychiatrischen Versorgung«. In spannenden interaktiven Prozessen ent-

Tabelle 2: Stichproben, Themen und Instrumente der Ausgangsbefragungen

Stichprobe	Themen	Instrument	Einrichtung
Mitarbeiter			
Mitarbeiter (N = 53); Rücklaufquote (27 %)	Betriebsklima	Erhebungsbogen zur Erfassung des Betriebs- und Organisationsklimas, von Rosenstiel et al. (1992)	Zwei psychiatrische Abteilungen eines Allgemeinkrankenhauses
Mitarbeiter (N = 12); Rücklaufquote (50 %)	Betriebsklima	Erhebungsbogen zur Erfassung des Betriebs- und Organisationsklimas, von Rosenstiel et al. (1992)	Ein psychiatrisches Wohnheim
Mitarbeiter (N = 16)	Rolle der mittleren Leitungsebene	Selbst entwickelter Fragebogen	Sozialtherapeutische Wohn- + Arbeitsstätten
Bewohner, Patienten, Angehörige			
Bewohner und Besucher (N = 35); Rücklaufquote (80 %)	Zufriedenheit mit Behandlungsangebot u. Lebensqualität	Bogen zur Klientenzufriedenheit und Lebensqualität (Aktion Psychisch Kranke e.V., 1997)	Eine Reha-Abteilung des psychiatrischen Dienstes der Caritas
Patienten (N = 200) Zuweiser (N = 80); Rücklauf (30 %)	Zufriedenheit mit Behandlungsangebot u. Kooperation	Zwei selbst entwickelte Zufriedenheits-Fragebögen	Eine psychiatrische Fachklinik

Ehemalige Depressions-Patienten (N = 149)	Zufriedenheit mit Gesundheitszustand und Behandlungsangebot	Selbst entwickelter Interviewleitfaden	Eine psychiatrische Fachklinik
Angehörige von Langzeitpatienten (N = 424); Rücklaufquote (42 %)	Zufriedenheit mit Enthospitalisierungsprozess	Angehörigen-Fragebogen, Universität Bielefeld	Ein Teilbereich einer Großeinrichtung
Patienten (N = 55), (~5 % d. Aufn. '98); Mitarbeiter (N = 30); (~30 %)	Veränderungs- und Beibehaltungswünsche	Selbst entwickelter Interviewleitfaden (interne AG und Projektbüro)	Eine psychiatrische Abteilung an einem Allgemeinkrankenhaus
Bewohner (N = 13) Mitarbeiter (N = 8)	Zufriedenheit mit Behandlungsangebot	Selbst entwickelter Interviewleitfaden	Ein sozialpsychiatrischer Dienst und Wohnverbund
Bewohner (N = 10) Mitarbeiter (N = 8)	Evaluation der IBRP-Hilfeplangespräche	3 selbst entwickelte Ratingskalen, Universität Heidelberg	Ein psychiatrisches Wohnheim

wickelten wir gemeinsam mit den Einrichtungen zudem einige Fragebögen oder Interviewleitfäden. Ein Fallbeispiel einer vollkommen »selbst gestrickten« und daher umso produktiveren Untersuchung wollen wir hier ausführlicher darstellen.

4.2 »Wenn ich hier der Chefarzt wäre« – ein Fallbeispiel

Zur internen Qualitätssicherung werden zunehmend Patientenbefragungen in psychiatrischen und psychosomatischen Kliniken durchgeführt und publiziert. Gefragt wird dabei häufig nach der Patientenzufriedenheit mit den Behandlungsmaßnahmen und -bedingungen.

Sehr häufig findet man dabei eine hohe, oft unrealistisch erscheinende globale Behandlungszufriedenheit, die dem Zufriedenheitskonzept immanent ist (»Wie finden Sie es hier? – Danke, man muss zufrieden sein.«) und mehr vom subjektiven Anspruchsniveau der Nutzer als von der objektiven Qualität des Angebots geprägt wird und mit der kognitiven Dissonanztheorie erklärbar ist. Ergiebiger ist es, sich auf Anstöße zu konkreter Verbesserung zu konzentrieren oder Erwartungen von Patienten zu erfragen. Fähndrich und Smolka (1998) beschreiben eine Veränderung des Behandlungsklimas (»Normalität, gegenseitige Achtung, Ernstnehmen usw.«) allein durch die Durchführung einer so konzipierten Patientenbefragung.

Auch in einer Umfrageaktion der Landesarbeitsgemeinschaft Psychiatrie-Erfahrener Baden-Württemberg (Rühl 1998) wurde gezielt nach positiven und negativen Erfahrungen mit der psychiatrischen Pflege, nach Verbesserungsvorschlägen, Unterschieden zwischen Kliniken und eigenen Forderungen gefragt.

Nach einer dreijährigen Aufbauphase wollte sich eine Klinik für Psychiatrie und Psychotherapie (72 Betten, 14 Tagesklinikplätze) an einem Kreiskrankenhaus auch die Meinung der Nutzer einholen. Folgende Aspekte waren der Klinik wichtig:
- Die Kritik und die Veränderungsvorschläge der Patienten sollten praktischen Nutzen haben, indem sie möglichst viele Veränderungsideen erzeugen sollten. Es sollte aus oben genannten Gründen keine Befragung lediglich zur Behandlungszufriedenheit stattfinden. Partizipation bei der Organisationsentwicklung und Kreativität sollten gefördert werden.
- Die Befragung selbst sollte in der Klinik und bei einzelnen Beteiligten Veränderungen anzustoßen, deshalb:

- sollten die Mitarbeiter konsequent in die Planung, die Befragung und die Ergebnisrückmeldung einbezogen werden.
- Hingegen sollte auf quantifizierbare Zufriedenheitsbewertungen zum Vergleich einzelner Stationen oder der Arbeit verschiedener Berufsgruppen verzichtet werden – diese hätten Vorurteile und Ängste von Mitarbeitern gegenüber Befragungen vergrößert, zumal dies die erste Nutzerbefragung überhaupt in der Klinik war.

Durchführung und Methodik
Planung und Konstruktion erfolgte durch Oberarzt, Sozialarbeiter und Pflegedienstleiter einer Station und durch das Heidelberger Projektteam. Zunächst wurden alle Stationen und alle Berufsgruppen informiert und zur Formulierung der sie interessierenden Fragen aufgefordert. Aus dem Rücklauf wurden dann die interessierenden Themenkomplexe herausgefiltert.

Der *Interviewleitfaden*: Sowohl Patienten als auch Mitarbeiter wurden anhand desselben Leitfadens interviewt. Die Mitarbeiter hatten aber die Aufgabe, bei der Fragenbeantwortung die Patientenperspektive zu übernehmen (»Wenn ich Patient wäre, ...«). Sieben Themenbereiche wurden mit insgesamt 43 Fragen (33 offenen und 10 geschlossenen) bearbeitet. Um möglichst viele Perspektiven und Ansichten zu erzeugen, wurden in dem Interview Perspektivenwechsel und Rollenübernahmen angeboten. Beispiele:

»Nehmen wir einmal an, Sie würden über Nacht Chefarzt/Chefärztin dieser Klinik. Was würden Sie an den Visiten (Gruppenvisiten, Chefvisite) beibehalten, was würden Sie ändern?«

»Nehmen wir an, Sie würden zur neuen Stationsleitung ernannt und hätten die Pflege in dieser Klinik zu beeinflussen. Welche pflegerischen Angebote würden Sie beibehalten, auf welche würden Sie verzichten?«

»Nehmen wir nun an, Sie wären Verwaltungsdirektor/in der Klinik, das heißt, Sie müssten sich auch um die Finanzierung der Therapieangebote kümmern. Wenn Sie zusätzlich Geld zur Verfügung hätten, wofür würden Sie es einsetzen? Wenn Sie weiter sparen müssten, worauf würden Sie verzichten?«

Die Gesamteinschätzung zu Mitarbeitern, Stationsalltag, Verhältnis Therapie zu Freizeit und Entlassungsvorbereitung wurde als Bericht an den besten Freund erfragt. Regelmäßig wurde nach den Wünschen zur Beibehaltung (»Was soll so bleiben?«) und zur Veränderung von Klinikpraktiken (»Was soll anders werden«) gefragt.

Durchführung der Interviews: Zwei Doktorandinnen der Medizin (Leonie Maischein und Birgit Tebbe) führten von Februar bis März 1999 insgesamt 85 etwa einstündige Interviews durch – 30 mit Mitarbeitern und 55 mit Patienten, in der Regel kurz vor dem Entlassungstag. Die Stichprobe wurde bei den Patienten proportional zum Verhältnis der Aufnahmen pro Jahr auf die einzelnen Stationen, bei den Mitarbeitern proportional dem Anteil der Berufsgruppen an der Gesamtmitarbeiterschaft gezogen. 30 Mitarbeiter wurden interviewt (freiwillig, quer über alle Berufsgruppen). Die Doktorandinnen wurden über mehrere Tage ausführlich vorgestellt, die Anonymität der Befragungsergebnisse glaubhaft verdeutlicht. Ein lebhaftes Teilnahmeinteresse entstand bei beiden Gruppen.

Auswertung: Zu jeder der 33 offenen Fragen des Leitfadens wurden alle Antworten (durchschnittlich 150 Antworten je Frage, also knapp zwei Antworten je Interviewpartnerin zu jeder Frage) in der Datenbank Microsoft Access mit Indices eingegeben, die eine Zuordnung jeder Antwort zu soziodemografischen Merkmalen ermöglichten (z. B. »Patient, Station 42, 20–40 Jahre alt, männlich, Ersteinweisung, mehr als vier Wochen da«). Mittels qualitativer Inhaltsanalyse der Antworten nach Mayring (1995a) wurde dann für jede Frage ein für Patienten wie Mitarbeiter gemeinsames Kategoriensystem entwickelt, in das die einzelnen Antworten eingeordnet wurden. Absolute und relative Häufigkeiten der Antwortkategorien wurden getrennt für Patienten (zusätzlich für die vier Stationen) und Mitarbeiter (zusätzlich für die einzelnen Berufsgruppen) berechnet, um diese gegenüberstellen zu können. Zur Ergebnispräsentation wurden dann schließlich besonders häufig genannte sowie zwischen den Parteien besonders kontroverse Antwortkategorien ausgewählt (Maischein/Tebbe 2000).

Rückmeldung: In einer dreistündigen Veranstaltung stellten die

Doktorandinnen ihre Ergebnisse einem Kreis von circa 60 Teilnehmern vor. Anwesend waren viele Mitarbeiter, der Verwaltungsdirektor, der Qualitätssicherungsbeauftragte, Mitarbeiter außerstationärer Einrichtungen, ein niedergelassener Nervenarzt, etwa 10 Patienten, mehrere ehemalige Patienten und Angehörige. Danach erfolgte eine Diskussion in gemischten Kleingruppen. Deren Ergebnisse wurden mittels Fishbowltechnik in einem inneren Kreis unter Moderation von Jochen Schweitzer diskutiert. In den Wochen nach dieser Veranstaltung erfolgte eine Diskussion des Projekts in den Berufsgruppen und auf den Stationen, deren Ergebnisse wiederum in einer Klinikkonferenz zusammengefasst und klinikintern veröffentlicht wurden.

Ergebnisse
Gelang der Perspektivenwechsel? Der einfache Perspektivenwechsel war für die Patienten zwar ungewohnt, aber zu bewältigen. Für die Mitarbeiter dagegen war der von ihnen geforderte doppelte Rollenwechsel nicht immer durchzuhalten. Besonders den Ärzten fiel der Perspektivenwechsel schwer, den Pflegekräften leichter.

Mitarbeiter: Die Mitarbeiter erhielten eine sehr positive Bewertung durch die Patienten. Gerade die positive Rückmeldung über die zur Verfügung stehende Zeit der Mitarbeiter sorgte für Überraschung. Insbesondere die Pflege wurde positiv gesehen: Sie habe Zeit für Patienten im ungezwungenen Kontakt, Bezugspflege und Freundlichkeit werde geschätzt. Gewünscht wurde mehr Durchsetzungsvermögen, Pünktlichkeit, Einhaltung der Ruhezeiten.

Therapie- und Freizeitangebote: Erhalt und Ausbau der bestehenden Freizeit- und Therapieangebote waren das wichtigste Anliegen. Männliche Interviewte (Patienten wie Mitarbeiter) sahen Zusatzbedarf für Sport, Bewegung und Entspannung. Freiwilligkeit oder Pflichtcharakter der Therapieangebote waren umstritten; Mitarbeiter tendierten eher zur Verpflichtung. Trainingsmaßnahmen, vor allem das Medikamententraining und der Belastungsurlaub am Wochenende, wurden von allen Seiten sehr begrüßt. Den Patienten war Mitsprache bei der Festlegung des Entlassungstermins unter Berücksichtigung ihrer häuslichen Situation und ihrer eigenen Wünsche wichtig – vor allem den Suchtpatienten mit Standard-Behandlungsdauern von 3 Wochen.

Ausstattung: Vorschläge gab es auch zur Ausstattung (mehr Fernseher und Telefone) und zu den Räumlichkeiten und Mahlzeiten. Die Patienten schätzten ein Stück »Normalität«, gemeinsame Mahlzeiten mit den somatischen Patienten in der zentralen Cafeteria der somatischen Kliniken. »Freiheitswünsche« betrafen neben der freien Wahl von Therapien und Therapeuten auch die freie Zugänglichkeit aller Räume (Küche, Raucherzimmer).

Musik-, Ergotherapie und Sozialdienst: Die Musiktherapie war bei den Mitarbeitern positiv besetzt, bei den Patienten umstritten. 89 Prozent der Mitarbeiter erwarteten eine Weiterempfehlung der Musiktherapie durch die Patienten an einen Freund, aber nur 61,5 Prozent der Patienten wollten diese abgeben. Die Patienten äußerten das Bedürfnis nach mehr Information über die Musiktherapie und deren Wirkung (»I woiß net, was des bei Depressionen helfe soll«). Auf der anderen Seite erfolgten ebenso viele eindeutig positive Patienten-Rückmeldungen über die Qualität der durchgeführten Musiktherapie.

Ergotherapie: Das Angebot an Ergotherapie stellte die Mehrheit der Patienten zufrieden. Einzelne Materialien und Techniken waren geschlechtsabhängig sehr unterschiedlich beliebt – zum Beispiel favorisierten Frauen das textile Gestalten, männliche Abhängigkeitspatienten das Arbeiten mit Leder.

Sozialdienst: Einige Patienten wussten nicht von dessen Existenz. Die Erreichbarkeit und die zur Verfügung stehende Zeit wurden positiv bewertet, gelegentlich erfolgte die Anregung fester Sprechzeiten, eines Briefkastens und eines Personalrufdiensts.

Visiten: Zu den verschiedenen Visiten gab es erwartungsgemäß divergente Äußerungen. Am negativsten wurde die Chefarzt- und die Oberarztvisite bewertet: »Chefvisite, frage mich überhaupt, was die soll ...«, »... würde ich weglassen, weil das Kasperletheater ist ...«. 15 Prozent der Patienten wollten diese ganz streichen, allerdings wollten zugleich etwa 31 Prozent der Patienten ausdrücklich daran festhalten. Ungefähr 25 Prozent aller Patienten fühlte sich durch die schwankend große Zahl der Teilnehmer beeinträchtigt und gehemmt. Lange, nicht sinnvoll nutzbare Wartezeiten wurden kritisiert – allerdings nicht dort, wo parallel zur Visite Beschäftigung in der Ergotherapie stattfand. Andererseits wollten doppelt so viele Patienten und Mitarbeiter diese Form der Visite grundsätzlich beibehalten. Veränderungsvorschläge zielten vor allem darauf, die Teilnehmerzahl zu reduzieren und die Wartezeit zu verkürzen. Mit 121 Veränderungsvorschlägen von Patienten und Mitarbeitern verdeutlichte sich die Wichtigkeit und das große Engagement der Beteiligten in diesem Bereich.

Ärzte und Psychologen: Bei insgesamt großer Zufriedenheit wünschten sich 18 Prozent der Patienten mehr Einzelgespräche. Die menschlichen wie die professionellen Qualitäten ihrer Therapeuten wurden geschätzt. Teilweise wurde mehr persönliche Offenheit gewünscht (»Die sollten auch mal von sich erzählen«).

Medikation: Mitarbeiter und Patienten zeigten ein hohes Maß an Einverständnis mit der derzeitigen Praxis – auch der Dosierung – der pharmakologischen Therapie. Immerhin 16 Prozent der Patienten wünschten sich aber ein verstärktes Mitspracherecht beim Einsatz der Medikamente.

Pflegerische Angebote: Als zusätzliche pflegerische Angebote wurden vor allem sportliche, spielerische und kreative Aktivitäten gewünscht, von den Mitarbeitern ein stärkeres cotherapeutisches Engagement im Expositionstraining, sozialen Kompetenztraining und so weiter. Der Umgang der Pflegemitarbeiter mit den Patienten wurde von den Patienten positiver bewertet (25 der 55 Befragten hatten keine Änderungsvorschläge) als von den Mitarbeitern erwartet (nur 3 von 30 hatten keine Änderungsvorschläge). Immerhin 10 Patienten wünschten, die Pflegekräfte sollten mehr Zeit mit ihnen und weniger Zeit im Dienstzimmer verbringen. Angebotslücken in Randzeiten sollten aufgefüllt werden.

Die *Lotto-Millionen*: Erheiterung und Aufmerksamkeit weckte die Frage nach der Verwendung eines Lotto-Gewinns für die Klinik. Patienten und Mitarbeiter wünschen sich eine Sporthalle, einen größeren Gymnastikraum, Fahrräder, ein größeres Schwimmbad, Bücher, Computer. Vor allem die Patienten sprachen sich für mehr Fernseher aus. Geld sollte auch für die Einstellung neuer Mitarbeiter ausgegeben werden.

Psychiatrische Versorgung im Landkreis: Mitarbeiter äußerten Vorschläge zur engeren ambulant-stationären Vernetzung und zur Einrichtung einer ambulanten Pflege. Die Patienten wünschten sich eine bessere ambulante Versorgung, beispielsweise durch besser ausgebildete Hausärzte, mehr Öffentlichkeitsarbeit der Klinik zur Verbesserung des Ansehens psychisch Kranker und eine Erweiterung der Angebote von Selbsthilfegruppen, Freizeitaktivitäten und Kontakttreffs. Eine realistischere Perspektive wurde in einer weiteren Frage angeboten.

Über die Ergebnisrückmeldung wurde heftig diskutiert: Sind die erstaunlich vielen positiven, zum »weiter so« ermunternden Antworten ein Untersuchungsartefakt im Sinn einer Tendenz zur sozialen Erwünschtheit? Soll man die Chefarztvisiten abschaffen oder ganz anders organisieren? Sollten Therapien Pflichtcharakter behalten oder der freiwilligen Auswahl der Patienten anheimgestellt werden? Kann und muss das Krankenhaus Öffentlichkeitsarbeit gegen die Diskriminierung psychisch Kranker leisten? Kann Patienten mehr Eigenverantwortung bei seiner Medikation eingeräumt werden? Sollten im Sport- und Bewegungsbereich Umbauten erfolgen und weitere Freizeitaktivitäten, insbesondere in den »Randzeiten« angeboten werden?

Diskussion

Durch das kooperative Design der Befragung gelang es, einen intensiven klinikinternen Diskussionsprozess unter Beteiligung von Patienten, Angehörigen, teilweise auch externen Fachleuten in Gang zu setzen. Die Mitarbeiter wurden in Planung, Datenerhebung, Ergebnisrückmeldung und den anschließenden Diskussionsprozessen über Veränderungen konsequent einbezogen. Dies gelang durch ein sehr hohes Engagement der Interviewerinnen, der leitenden Mitarbeiter und der klinikinternen Projektgruppe. Obwohl primär bewusst nicht auf die Behandlungszufriedenheit der Patienten ausgerichtet, zeigte sich dennoch indirekt in den

Antworten eine hohe Patientenzufriedenheit mit Gesamtbehandlung, Mitarbeitern und Rahmenbedingungen.

Die Rückmeldung eben dieser basalen Zufriedenheit erzeugte ambivalente Reaktionen in der Klinik: Wurden hier trotz externer Interviewer und gut gesicherter Antwortenanonymität »sozial erwünschte Antworten« produziert? Der Untersuchungsprozess wurde am Ende der Ergebnisrückmeldung einerseits als soziales Ereignis von den meisten Beteiligten goutiert, auch als ermunterndes »Erstlingswerk« in der Klinik gefeiert, zugleich aber auch als »zu wenig kritische Ergebnisse erbringend« abgewertet.

Der doppelte Perspektivwechsel bei den Mitarbeitern (»Was würde ich, wenn ich hier Patient wäre, tun, was, wenn ich hier der Chefarzt wäre?«) erwies sich als zu kompliziert. Die Mitarbeiter nahmen ihn nur in eingeschränktem Maß vor, auch weil sie ihre eigenen Einstellungen und Wünsche zum Ausdruck bringen wollten.

Die Diskussion und Umsetzung der Ergebnisse lässt sich an vier Beispielen beschreiben:

Musiktherapie abschaffen? Als Reaktion darauf, daß Mitarbeiter und Entscheidungsträger die Musiktherapie wichtig finden, die Patienten diese aber kontrovers beurteilen, begannen die Mitarbeiter den therapeutischen Kontext mit den Patienten systematischer abzuklären – durch gemeinsame Reflexionen am Ende der Sitzungen, stärkere Ressourcen – statt Problemorientierung und vermehrtes Eingehen auf Wünsche der Patienten. Diskutiert wird derzeit über die Freiwilligkeit der Teilnahme, wenn initiale Vorbehalte und Ablehnungen nach erstem »Schnuppern« bestehen bleiben.

Chefarztvisite abschaffen? Die kritische Beurteilung der Chef- und Oberarztvisiten führte nicht zu deren Abschaffung, sondern zur Klarstellung gegenüber den Patienten, dass die Visite nicht primär nur für die Patienten da ist, sondern den Mitarbeitern als ein wichtiges Anleitungs- und Koordinierungsereignis dient. Dies hat zu Veränderungen der Visitenpraxis geführt: Patienten werden zu Beginn ihres Aufenthalts über diese verschiedenen Funktionen der Visite explizit aufgeklärt. Suggestionen (z. B. durch die Frage: »Wie geht es Ihnen?«), dass in der Visite Raum genug sei für umfassende Bestandsaufnahmen und therapeutische Interventionen, werden vermieden. Die Klärung der Behandlungsaufträge des Patienten und die Informationsvermittlung an den Patienten werden in den Mittelpunkt gestellt.

Insgesamt haben die Interviewergebnisse dazu beigetragen, die unterschiedlichen Funktionen der Chefarztvisite zunächst transparenter zu machen und sie dann langfristig kooperativer zu gestalten.

Mehr Einzelgespräche? Zahlreiche Veränderungswünsche betrafen die Ausweitung der Einzelgespräche. Diese Wünsche wurden vor allem von Sucht- und Psychotherapiepatienten, weniger von allgemeinpsychiatrischen Patienten geäußert. Ein 50-minütiges Einzelgespräch pro Woche wird als deutlich zu wenig eingeschätzt. Auf Grund der personellen Situation wird eine Ausweitung in naher Zukunft jedoch wohl kaum gelingen.

Regionale Kooperation. Gewünscht wurde eine weitere Vernetzung der stationären Behandlung mit den ambulanten Einrichtungen (vor allem im Prozess der Entlassungsvorbereitung) und mehr Öffentlichkeitsarbeit aus der Klinik heraus gegen die Diskriminierung psychiatrischer Patienten. Patienten und Mitarbeiter wünschen eine personelle Kontinuität der Behandlung. Dies würde insbesondere eine Institutsambulanz voraussetzen, deren Einrichtung in Baden-Württemberg jetzt erst möglich wird. Es entstand jedoch auch der Eindruck, dass ein erhebliches Informationsdefizit bezüglich der vorhandenen Kooperationen und der Öffentlichkeitsarbeit besteht. Konkrete Überlegungen favorisieren eine noch stärkere Präsenz in der Öffentlichkeit zum Beispiel durch VHS-Vorträge und gemeinsame Aktivitäten mit Krankenkassen.

Weitere Projekte könnten sich mit der Vernetzung zwischen ambulanter und stationärer Therapie beschäftigen und auch Patientenbefragungen durch die jeweiligen Behandler über die Vorbehandler einschließen (also z. B. Befragung der Patienten in einer Rehabilitationseinrichtung zu ihren Erfahrungen in der Klinik u. Ä.).

Die vorgestellte Befragung ist auf großes Interesse und breite

Akzeptanz gestoßen und hat bei vielen Patienten und Mitarbeitern Ideen und Diskussionsprozesse angeregt. Es ist aber auch deutlich geworden, dass Rückmeldungsprozesse nur bei hohem Engagement der Beteiligten zu Veränderungen in der Institution führen. Kreative und angemessen ungewöhnliche Methoden erzeugen dabei offensichtlich mehr produktive Verstörungen als Standardfragebogen.

4.3 Die »Does and Don'ts« von Befragungen in psychiatrischen Einrichtungen

Organisationsentwicklung ist als ein kontinuierlicher Prozess nicht nur auf die einmalige Beteiligung der Betroffenen angewiesen, sondern wesentlich auch darauf, wie zuverlässig die Ergebnisse immer wieder in das System zurückgespeist werden und dort weiter Wirkungen auslösen. Daher haben wir durch spezielle Nachbefragungen nach jeder Interview- oder Fragebogenstudie ermittelt, welche Nachwirkungen die Befragungen hatten und wie sie im Nachhinein bewertet wurden. Die daraus gewonnen methodischen Erfahrungen haben wir zu Empfehlungen umformuliert und in zwei »Briefen« zusammengefasst – der eine an Organisationsberaterinnen und -berater und Umfrageforscher, der andere an Psychiatriemitarbeiterinnen und -mitarbeiter.

4.3.1 »Sehr geehrte Organisationsberaterin, sehr geehrter Umfrageforscher«

Befragungen: Je klarer das Erkenntnisinteresse, desto befriedigender die Ergebnisse
Nach ersten erfolgreichen Einrichtungsbefragungen fiel uns bei anderen auf, wie schwierig es schien, für manche Befragungen, die »irgendwie« von allen Teilnehmern prinzipiell begrüßt wurde, ein klares Anliegen, einen klaren Auftrag zu bekommen. Manchmal gibt es eine diffuse freundliche Offenheit, sich gegenüber einem

von außen kommenden Forschungsanliegen sich »zur Verfügung zu stellen«. Dieses »Forschen ohne tatsächlichen Auftrag« erbringt natürlich weniger Nutzen als Befragungen über Themen und Probleme, an deren Erkundung oder Lösung die Projekteinrichtungen ein eigenes, aktives Interesse hatten.

Erkunden Sie daher zu Beginn jeder geplanten Befragung möglichst präzise und beharrlich einen Auftrag (ein Interesse, ein Anliegen) der Einrichtung, insbesondere der Einrichtungsleitung für die Nachbefragung. Versuchen Sie dieses Interesse/Anliegen den zu befragenden Mitarbeitern von vornherein möglichst deutlich zu machen. Idealerweise: Beteiligen Sie, sofern möglich, die Mitarbeiter selbst zumindest teilweise an der Planung der Befragung.

Einzelinterviews sind sicherer – aber Gruppeninterviews sind wirkungsvoller
Anfangs haben wir in Interviewstudien meist mit Einzelinterviews gearbeitet. Dafür gab es mehrere Gründe: Anonymität schien besser gewährleistet; die Interviewten hatten ausreichend Raum sich zu äußern, Antworten konnten leichter transkribiert werden. Erst in der Rückmeldung wurden gemeinsame und unterschiedliche Bewertungen aus der Sicht verschiedener Gruppen von Befragten von uns Interviewern gegenübergestellt. Es zeigte sich jedoch, dass solche nachträglichen Gegenüberstellungen oft viel schwächere Interventionen waren. Durch die Einführung eines Gruppeninterview-Settings bereits während der Befragung ließ sich ein solcher Austausch bereits bei der Erhebung initiieren. Durch die Diskussionsdynamik unter den Befragten tauchten über die vorgegebenen Fragen hinaus häufig Themen auf (auch solche, nach denen wir gar nicht gefragt hatten), die sich häufig als »des Pudels Kern« erwiesen. Wir empfehlen daher inzwischen, möglichst viele Gruppeninterviews zu machen, soweit das Sicherheitsgefühl der Mitarbeiter und der Patienten dies zulässt.

Von detaillierten zu prägnanten Rückmeldungen
Anfangs waren wir bei den Rückmeldungen noch sehr um Vollständigkeit bemüht. Inzwischen liegt der Fokus der Rückmeldungen auf der Erfassung ungewöhnlicher oder auffallender Beschreibungen ohne Anspruch auf vollständige Erfassung aller Äußerungen. »In der Kürze liegt die Würze.« Vollständigkeit und Perspektivenvielfalt sind ungeeignet, um prägnante Rückmeldungen zu erzeugen. Prägnante im Gegensatz zu vollständigen Rückmeldungen haben eine größere Chance, als Anregung zu dienen.

Forschungszeit versus Organisationszeit
Organisationen haben ihr sehr eigenes Tempo. Wie schnell müssen Mitarbeiter in den Feedbackprozess durch Ergebnisrückmeldung, Nachbefragung und Bewertung einbezogen werden, damit der »Spannungsbogen« für weitere Entwicklungen nicht reißt?

Mitarbeiter tolerieren nach unseren Erfahrungen einen größeren Abstand zwischen Befragung, Nachbefragung und Rückmeldung noch als angemessen, wenn sie selbst beteiligt waren, das heißt befragt wurden. Bei Befragungen Dritter dagegen, Kunden, Kooperationspartner, Angehörige und andere, an denen die Mitarbeiter nicht unmittelbar beteiligt waren, ist die zeitliche Toleranz kürzer. Man will offensichtlich schneller wissen, »was rauskam«, um darüber sprechen zu können. Doch selbst bei unmittelbarer Beteiligung der Mitarbeiter an der Befragung erscheint ein möglichst kurzer Abstand von etwa 8–10 Wochen zwischen Befragung und Nachbefragung oder von idealerweise maximal vier Wochen zwischen der Befragungsauswertung und Ergebnisrückmeldung als nützlich für den weiteren Prozess.

Für sorgfältig arbeitende Forscher, besonders wenn sie inhaltsanalytisch Interviews auswerten, kann dies ein erschreckend kurzer, kaum realisierbarer Zeitraum sein. Wir empfehlen, davon auszugehen, dass es zwischen Praxis und Forschung ein unterschiedliches Zeitverständnis beziehungsweise Zeitgefühl gibt. Was aus der externen Forschungs- und Befragerperspektive rasend schnell erscheint, ist aus Organisationsperspektive meist noch zu langsam. Will man die gemeinsame Reflexion einer Institutionsbefragung als Entwicklungsanstoß nutzen, so muss der Rückmelde- und Diskussionsprozess zügig geschehen. – Mit der Faustregel: Je größer der Abstand zu den Mitarbeitern, desto zügiger und dichter muss der Prozess in der Einrichtung gestaltet sein.

Wovon hängt die Akzeptanz für eine Befragungsaktion ab?
Die generelle Akzeptanz einer Befragungsaktion (und entsprechend die Wirkung auf einen möglichen Organisationsentwicklungsprozess) steht in unmittelbarem Zusammenhang mit der Bedeutung, die die Leitung der Befragung zuschreibt. Wird sie als randständig behandelt, ist es wahrscheinlich, dass die Mitarbeiterinnen und Mitarbeiter diese Perspektive ebenfalls übernehmen. Wird sie als bedeutsam konnotiert und werden die Hintergründe, Ziele und Zwecke für die Mitarbeiter nachvollziehbar erläutert, erhöht sich die Wahrscheinlichkeit, dass die Mitarbeiter »mitziehen«. Dies insbesondere dann, wenn die Mitarbeiter den Eindruck haben, dass das *Thema der Befragung nahe liegend und relevant* für *ihr* Wohlbefinden und ihre Arbeit ist.

Handelt es sich bei den Befragungen um Mitarbeiter-Befragungen, sollte glaubhaft und explizit *Anonymität* und *Freiwilligkeit* zugesichert und für das *Ausfüllen der Fragebögen* Dienstzeit zur Verfügung gestellt werden. Ebenfalls wichtig für die Akzeptanz der Befragung ist eine ausreichende *Repräsentativität der Daten*, da sonst die Ergebnisse (zu Recht) in Frage gestellt werden.

Wir empfehlen der Einrichtungsleitung daher, das Befragungssetting sorgfältig zu gestalten: nämlich für die Befragten Transparenz über Ziel, Themen und nachträgliche Verwendung der Ergebnisse herzustellen, Sicherheit und Anonymität zu gewährleisten und organisierte, gemeinsame Räume für den kommunikativen Austausch zwischen den Organisationsmitgliedern zur Verfügung zu stellen.

4.3.2 Sehr geehrte Leiter und Mitarbeiter der psychiatrischen Einrichtung

Bevor Sie sich in Ihrer Einrichtung auf ein Forschungsabenteuer wie die Durchführung von Befragungen einlassen, möchten wir Sie einladen, zunächst einige Dinge zu bedenken. Sollten Sie sich für eine Befragungsaktion entscheiden, ist es zuallererst wichtig zu wissen, dass es mit der Datensammlung und Ergebnisrückmeldung allein nicht getan ist, um OE-Prozesse anzustoßen. Vielmehr bedarf es mehrerer, gut organisierter Rückmeldeschleifen für die Weiterverarbeitung der Erkenntnisse zu einem möglichst für alle Beteiligten befriedigendem Ergebnis, das heißt, ein solches Projekt wird nicht unerheblich Arbeitszeit in Anspruch nehmen, die in den Arbeitsalltag integriert werden will.

Welche Erwartungen und Ziele sind mit der Befragung verbunden?
Bei den Erwartungen und Zielen kann man davon ausgehen, dass neben inhaltlichen Zielen, wie zum Beispiel der Evaluation von Betreuungsverläufen oder der Befragung ehemaliger Patienten zum Gesundheitszustand und Behandlungsangebot, immer auch Ziele auf der Organisationsebene verfolgt werden: Zum Beispiel soll eine Befragung in einem sich zunehmend differenzierenden Sozialpsychiatrischen Dienst ein Gemeinschaftsgefühl zwischen mehreren Abteilungen stiften, oder in einer großen Klinik, eine oder mehrere Stationen durch eine Befragung speziell in ihrer Arbeit gewürdigt werden? Welche Themen sich als relevant erweisen, zeigt sich schnell daran, ob Sie sich als Mitarbeiter motivieren können, sich damit zu beschäftigen, was dann am leichtesten fällt, wenn es sie selbst unmittelbar betrifft und Ihnen eine Arbeitserleichterung verspricht.

Bestätigung und Infragestellung
Wie viel Bestätigung oder Infragestellung möchten Sie durch eine Befragung in Ihrer Einrichtung bekommen oder ertragen? Wie viel positive Ergebnisse und wie viel kritische Ergebnisse entsprechen Ihren Erwartungen? Unsere Ergebnisse haben zu unserer eigenen

Überraschung gezeigt, dass man nicht selbstverständlicherweise davon ausgehen kann, dass sehr positive Ergebnisse von den Mitarbeitern stürmisch begrüßt würden. Nach unseren Beobachtungen wird von den Mitarbeiterinnen und Mitarbeiter ein positives Gesamtergebnis eher »abgehakt«, als Artfakt sozialer Erwünschtheit in Frage gestellt oder als Entwicklungshemmer für mögliche Veränderungen betrachtet. Deshalb empfiehlt es sich schon vor Beginn der Befragung miteinander zu diskutieren, was potentiell positive und kritische Ergebnisse für die einzelnen Mitarbeiter bedeuten und wie man mit ihnen umgehen wird. Dies beugt auch unterschiedlichen Ergebnisinterpretationen zwischen Leitung und Mitarbeitern vor, was sonst zu Missverständnissen, fehlender Wertschätzung der Arbeit und Demotivierung der Mitarbeiter führen kann, wenn die Leitung Ergebnisse als alarmierend deutet, welche aus Sicht der Mitarbeiter positiv zu beurteilen sind. Bei positiven Ergebnissen empfiehlt sich ein Ritual zu deren Markierung, bei kritischen Ergebnissen bedarf es ohnehin weiterer Besprechungen, wie damit umzugehen ist.

Ist eine Befragung die richtige Methode?
Im zweiten Schritt sollten Sie sich die Frage stellen, ob eine Befragung (schriftlich oder mündlich) überhaupt die geeignete Methode ist, um ihre gesteckten Ziele zu erreichen. Insbesondere bei Patientenbefragungen chronisch psychisch Kranker, die mit schriftlichen oder mündlichen Befragungen häufig überfordert sind, nicht gelernt oder keine »Lust« haben, ihre Meinung auf diesem Weg kund zu tun, bekommt diese Frage Brisanz. Sicher haben Sie zum Beispiel bei dem Klärungsversuch des Behandlungsauftrags diese Erfahrung auch schon selbst gemacht. Hilfreicher als die Patienten kurz zu befragen, hat sich erwiesen, sie *lange zu beobachten* und ihr Verhalten als Ausdruck ihres Willens zu verstehen. So hat eine Mitarbeiterin eines sozialpsychiatrischen Dienstes das Verhalten einer alleinstehenden, über 70-jährigen, alten Dame, die immer wieder aufgrund ihrer depressiven Verstimmungen ins Krankenhaus eingewiesen werden wollte, nach wiederholten Klinikaufenthalten in einem Zeitraum von eineinhalb Jahren, dieses

Verhalten als Wunsch der Klientin interpretiert, nicht mehr allein, sondern in der Gemeinschaft eines Altenheims leben zu wollen. Nach deren Umzug ins Altenheim sind keine Klinikaufenthalte wegen Depressionen mehr vorgekommen. Eine andere Variante, um die Meinung der Klienten leichter zu erfassen als sie direkt zu befragen, ist, wenn Patienten den Behandlern beim Gespräch über ihren Behandlungsverlauf zuhören und hinterher einen Kommentar dazu abgeben können. Unterschiedliche Sichtweisen über die Behandlung treten dadurch zu Tage und können neu verhandelt werden.

Gerade bei Zufriedenheitsbefragungen von Patienten müssen Sie sich fragen, ob Sie eine *maximale Patientenzufriedenheit* überhaupt anstreben möchten und ob diese immer wünschenswert ist. Das Ihnen sicherlich bekannte, herkömmliche Zufriedenheitskonzept, dem die Annahme zugrunde liegt, dass optimale Zufriedenheit ein Zeichen psychischer Gesundheit sei, übersieht, dass Unzufriedenheit auch als Entwicklungsmotor genutzt werden kann. Ihre Einrichtung muss sich deshalb überlegen, ob sie Unzufriedenheit unter den Klienten aushält oder vielleicht sogar bewusst erzeugt und diese dann so kanalisiert, dass sie Veränderungsmotivation bei den Klienten aktiviert. Dieser Paradigmenwechsel muss vor einer Zufriedenheitsbefragung unter den Mitarbeitern diskutiert werden, um Missverständnisse bei der Interpretation der Ergebnisse von vornherein zu vermeiden.

Wieviel Informationen braucht man?
Bei einer geplanten Befragung stellt sich immer auch die Frage, wie man die Betroffenen beteiligt. Dabei erweist sich der *Informationsfluss* in einer Einrichtung als Nagelprobe der Partizipation der Mitarbeiter, was sich vor allem in Großeinrichtungen häufig als problematisch erweist. Probleme rund um Informationsabgabe und -empfang zwischen Leitung und Basismitarbeitern scheint unter anderem daran zu liegen, dass nicht geklärt wird, wer sich für welche Informationen zu interessieren *hat* oder *darf* und für welche nicht, wer für die Informationsweitergabe bis wann zuständig ist und welche Konsequenzen es hat, wenn Informationen nicht wei-

tergegeben und registriert werden. Darüber hinaus könnte der (subjektiv) schlechte Informiertheitsgrad der Basismitarbeiter auch ein Regulationsversuch der Alltagsbelastung durch Informationsselektion sein. Dieser Regulationsversuch könnte mit einer Verknappung der Informationen unterstützt werden, wenn zuvor geklärt wird, welche Informationen für die Mitarbeiter wichtig sind und unbedingt an sie weitergeleitet werden sollen.

Ein Steuerungsteam vor Ort ist notwendig
Mitarbeiter haben häufig zwar die Erfahrung gemacht, dass Befragungen grundsätzlich geeignet sind, strukturelle Probleme in den bestehenden Organisationsstrukturen sichtbar zu machen, nicht jedoch, sie zu lösen. Dieser Weiterverarbeitungsprozess, der an dieser Stelle erst beginnt, braucht nicht nur das deutliche Interesse der (ärztlichen) Leitung an der Sichtweise der Mitarbeiter, sondern ein tatsächliches Kooperations-, Diskussions- und Veränderungsinteresse innerhalb der Leitungsebene (ärztliche Leitung, Pflegedienstleitung und Geschäftsführung untereinander) und zwischen Leitungsteam und Mitarbeitern.

Um strukturelle Veränderungen auf der Organisationsebene zu verwirklichen, reicht die externe Durchführung von Befragungen sowie die Rückmeldung der Ergebnisse an die Einrichtung nicht aus. Aufbauend auf diesen beiden Analyse- und Feedback-Schritten muss durch einrichtungsinterne Steuerungsverantwortliche in einem nächsten Schritt ein Raum für gemeinsame Diskussionen zwischen Auftraggeber/Leitung und Mitarbeitern geschaffen werden, in dem die Bedeutung und der weiteren Umgang mit den Ergebnissen für alle Betroffenen Thema werden kann.

Befragungen sollten am besten durch ein in der Einrichtung installiertes, internes Steuerungsteam durch Schritte zur Bündelung, Koordination und Umsetzung der Anregungen unterstützt werden.

5 Der Stand der Kunst: Systemische Selbstreflexion und Verhandlungskulturen in der Psychiatrie

Systemische Organisationsentwicklung kann unterschiedlich genutzt werden, zum einen als *Methode zur Gestaltung eines Organisationsentwicklungsprozesses*, zum anderen inhaltlich als *Leitidee zur Gestaltung der Arbeitsprozesse* einer Institution.

Ausgehend von der Idee, dass lebende Systeme nicht instruktiv zu beeinflussen sind, dass allenfalls Entwicklungen *angestoßen* werden können, können Reflexionsmethoden wie die geschilderten Beobachtungsbesuche oder Befragungen, deren Rückmeldung und Diskussion zur Anregung von OE-Prozessen genutzt werden. Im Sinn systemischer Organisationsentwicklung bleibt diesem Anregungsprozess eine gewisse *nichtkalkulierbare Eigendynamik* eigen.

Systemische Organisationsentwicklung kann sich aber auch als die Implementation systemischer Methoden in die Alltagspraxis verstehen, die unabhängig von Weiterbildung und Kunstfertigkeit einzelner Mitarbeiter zu *dem gemeinsamen Behandlungskonzept* einer Einrichtung wird. Eine Sammlung zum Stand der Kunst systemischen Arbeitens haben wir als Ergebnis aus 21 Einrichtungsbesuchen in 13 Einrichtungen zusammengestellt. Welche systemischen Elemente psychiatrischer Alltagspraxis, in welchem Ausmaß in den Einrichtungen realisiert wurden, ist kontextabhängig, unter anderem eng verwoben mit dem Einrichtungstyp, Alter und Größe der Institution.

5.1 Einige typische Unterschiede psychiatrischer Organisationen

Nach dem Ausscheiden und Hinzukommen verschiedener Einrichtungstypen in unserem Projekt standen sich in der zweiten Projektphase vor allem stationäre und gemeindepsychiatrische Einrichtungen gegenüber. Damit gehen in der aktuellen gesundheitspolitischen Situation drei weitere Unterschiede recht verlässlich einher:
- Medizinische Arbeitskultur (»Krankenhaus«, »klinisch«) versus sozialarbeiterische Arbeitskultur (»Wohlfahrtsverbände«, »lebensweltlich«).
- Eher großer Betrieb mit formaler Organisationsstruktur (bis zu 1.400 Betten) versus eher kleiner Betrieb mit informeller Organisationsstruktur (minimal 20 Plätze).
- Eher im Schrumpfungsprozess (Betten- und Stellenabbau) versus eher im Wachstumsprozess (Ausweitung von Betreuungsplätzen und Mitarbeiterzahl).

Unabhängig von diesen »objektiven« Parametern ließen sich die Organisationen nach »atmosphärischen« Aspekten unterscheiden, die untereinander manchmal, aber nicht immer zusammenhingen:
- Gefühl von Sicherheit versus Unsicherheit um den eigenen Arbeitsplatz.
- Schnelles versus langsames beobachtbares Veränderungstempo in der OE.

Einige Fallbeispiele beschreiben diese Beobachtungen rund um diese atmosphärischen Unterschiede deutlicher.

Gegen Misstrauen in Institutionen helfen OE-Werkzeuge allein auch nichts
In Einrichtungen mit verbreiteter, langwierig andauernder hoher subjektiver Unsicherheit, den eigenen Arbeitsplatz überhaupt und an der jetzigen Stelle behalten zu können (das sind eher Einrichtungen im Schrumpfungsprozess), entwickelt sich oft ein generali-

siertes »Urmisstrauen« – gegenüber Kollegen, gegenüber der Leitung, auch gegenüber hereinkommenden OE-Forschern und Beratern. Dieses sieht sich dann bestätigt, wenn anspruchsvolle Organisationsentwicklungspläne formuliert werden, die aber vor ihrer Vollendung scheitern, wenn die sie tragenden Akteure schon zuvor versetzt werden, ausscheiden, entlassen werden oder abrupt innerlich aussteigen.

»Wir könnten mal eine Pause von der OE vertragen«
Kliniken können sich in allzu anstrengenden Organisationsentwicklungsprozessen auch erschöpfen, insbesondere wenn sie von einer starken Angstmotivation getragen sind.

Ein kleineres Psychiatrisches Krankenhaus hatte im Zuge der Gesundheitsreform seine Liegezeiten drastisch verkürzt, einen Teil seiner chronifizierten Klientel ins Betreute Wohnen oder in Wohnheime entlassen. Die Klinik musste nach Ansicht der Leitung ihr Profil erneuern und »zeitgemäß« werden, um »am Markt konkurrenzfähig zu bleiben«. Man engagierte sich für moderne Qualitätssicherungsverfahren unter Beteiligung aller Mitarbeiter, führte Qualifizierungsprozesse nach EFQM[9] und TQM[10] durch und baute neue Arbeitsschwerpunkte auf.

Der Leiter der Einrichtung schilderte uns seine Sicht eines der Hauptprobleme: Manche Mitarbeiter seien seit 20 Jahren hier beschäftigt, sie wollten keine Veränderungen. Die Veränderungen seien aber unabdingbar und dies müsse er manches Mal durch drastische Aussagen klar machen: »Kliniken müssen effizient und marktfähig sein, um überleben zu können, sonst wird zugemacht

---

9 EFQM: European Foundation of Quality Management. Diese Vereinigung von Spitzenunternehmen in Europa schuf ein Verfahren zu Qualifizierung von Unternehmen, um deren Wettbewerbsfähigkeit auf dem Weltmarkt zu erhöhen. Dazu wird das TQM als elaboriertes Verfahren genutzt.
10 TQM (Total-Quality-Management) arbeitet nach dem Prinzip der gleichzeitigen Betrachtung von Menschen, Prozessen und Ergebnissen. »Durch die Einbindung aller Mitarbeiter(Menschen), in einen kontinuierlichen Verbesserungsprozess, bessere Ergebnisse zu erzielen.«

und wir stehen alle auf der Straße. Wer nicht mit der Zeit geht, muss mit der Zeit gehen.«

Solche Botschaften hatten die Mitarbeiter der Klinik im Ohr. Die geforderten Arbeits- und Projektgruppen fanden statt. Im Nachhinein war ein Großteil der Mitarbeiter auch stolz auf das Erreichte. Doch die Angst als Motor für Veränderungen lähmte zugleich auch Energien und Engagement. Nie schien man bei all den Anstrengungen einen Zustand von Sicherheit zu erreichen, die Organisationsentwicklung zog sich unabsehbar immer weiter hin. Vielleicht würde es ja doch alles nichts nützen, wenn trotz der Organisationsentwicklung die drohenden Schatten einer Entlassungswelle, Verkleinerung oder gar Schließung nicht zu vertreiben sein würden. Mitarbeiter äußerten während des Besuchs ihren Unmut über ständig neue Arbeitsgruppen zu ständig neuen Themen: »Man kommt kaum noch nach mit all den Projekten und Arbeitsgruppen, immer wieder etwas Neues, und wann soll man eigentlich seine Arbeit machen?« Mehr Pausen zwischen einzelnen Ideen, mehr Zeit, etwas mehr »Mitarbeiterpflege« seien wohltuend. »Wir würden uns manchmal weniger Druck wünschen, um erst mal in all den Prozessen heimisch zu werden, die bisher gelaufen sind.«

Aus dem Projekt heraus empfahlen wir der Einrichtung, einmal pro Jahr »vier Wochen Ferien von der Organisationsentwicklung« zu machen. In dieser Zeit sollten alle Projekte ruhen. Die Mitarbeiter meldeten nach den ersten dieser Ferien positive Effekte der Entspannung in der ganzen Einrichtung, Allerdings habe direkt nach den »Ferien« ein neues, sehr umfangreiches Projekt begonnen ...

Der Faktor Zeit – wie wichtig ist das Tempo von Veränderungen in der OE?
Die Leiter der Einrichtungen unterschieden sich sehr in ihrem Tempo – in ihrer Eile und ihrem Drang, Dinge zu verändern. In Einrichtungen mit personeller Instabilität war teilweise ein temporeiches »Sich-Überschlagen« unterschiedlicher Planungskonzepte zu beobachten, von denen dann oft keines zur echten Reife ge-

bracht wurde. Einrichtungen, die sich für die jeweiligen Prozesse mehr Zeit ließen, kamen mit der Organisationsentwicklung schneller voran.

Mitarbeiter haben in großen wie in kleinen Einrichtungen eher die Erwartung, an überschaubaren OE-Prozessen *neben ihrer eigentlichen Arbeit* so beteiligt zu werden, dass die patientenbezogene Alltagsarbeit Hauptsache bleibt und sie nicht sukzessive zu Organisationsentwicklern »mutieren«. Bevor jedoch anspruchsvolle OE-Prozeduren nutzbringend eingesetzt werden, muss eine Klinikleitung zunächst einmal ihren Mitarbeitern sehr grundlegende Bedürfnisse nach Stabilität, Verlässlichkeit, Wertschätzung und Vertrauen sichern helfen. Ein an das »Eigentempo« der Organisation angepasstes Prozesstempo und die Vermittlung von Sicherheit und Wertschätzung am Arbeitsplatz sind für die Entstehung kreativer Ideen und engagierter Beteiligung sehr förderlich.

»Wer ein Ziel erreichen will, sollte einen Umweg machen«
Nach diesem chinesischen Sprichwort schien eine Kinder- und Jugendpsychiatrische Abteilung an einem großen Allgemeinkrankenhaus zu verfahren. Sie war erst vor einigen Jahren als Abteilung neu gegründet worden. Die Abteilung sollte perspektivisch ihre Angebote erweitern. Die aktuelle Lage galt als stabil und für die Zukunft ausbaufähig, wenn auch der Leiter deutlich machte, dass es andere Kliniken in der Region gebe, die durchaus eine ernst zu nehmende Konkurrenz seien. Der Leiter hatte beim Aufbau der Abteilung seine Mitarbeiter sorgfältig ausgewählt, er musste keine »Altlasten« übernehmen. Sein mittlerweile umfangreiches Team, auf mehreren Stationen an zwei Standorten und in einer Tagesklinik, schätzte er als sehr kompetent und engagiert. Dem Klinikkonzept entsprechend hatten die Mitarbeiter eigene Verantwortungsbereiche, sie arbeiteten autonom in ihren umschriebenen Alltagsaufgaben, hatten jedoch die Möglichkeit und Verpflichtung, sich mit Kollegen und der Leitung regelmäßig auszutauschen und Absprachen zu treffen. Was die Mitarbeiter zu schätzen schienen, war, dass Organisation- und Konzeptentwicklung vom Chefarzt ausdrücklich begrüßt und gewünscht, auch ein bisschen gefordert

wurde (»Er würde nicht zulassen, dass wir einfach stehenbleiben«, Zitat einer Mitarbeiterin), aber nicht unter (Zeit-)Druck in eine bestimmte Richtung auf bestimmte Projekte den Mitarbeitern aufgenötigt wurde. Es wurden regelmäßig Zukunftsideen der Mitarbeiter zur Weiterentwicklung der Klinik gesammelt: eine eigene Schule, eine Familienstation, eine Mutter-Kind-Station, eine Psychosomatische Station für Essgestörte, eine kleine Krisenstation für Kurzzeittherapie und intensives Krisenmanagement. Bei gemeinsamen Konzeptionstagen wurde dann zweimal im Jahr beschlossen, welche der Ideen aufgegriffen und weiterverarbeitet werden sollten und in welchem Zeitrahmen dies geschehen konnte. Die Klinik schien von außen beobachtet ständig in Bewegung. Es herrschte eine wache Geschäftigkeit, sowohl im Alltagsbetrieb als auch in der Leitungsrunde und den Teams, bei denen zum Teil auch Perspektiven und Strategien der Klinik diskutiert wurden. Zugleich erweckte die Organisation den Eindruck von Kontinuität und innerer Balance.

5.2 Systemische Arbeit mit Patienten und Angehörigen – eine Frage der Autonomie

Im Folgenden schildern wir, welche systemisch inspirierten Praktiken in der Arbeit mit Patienten und Angehörigen wir im psychiatrischen Alltag antrafen und welche davon leicht und welche schwierig zu realisieren scheinen

5.2.1 Sprechen über »Krankheit und Gesundheit« – ressourcen- oder defizitorientiert

Die Fähigkeit zur »Ressourcenorientierung 1. Ordnung«, also das Achten darauf, was der Patient gut kann, ist weit verbreitet in den Einrichtungen. Die Fähigkeit zur positiven Umdefinition, zur Ressourcenorientierung 2. Ordnung, bei schwerer und nicht schnell remittierender Pathologie (»Wozu könnte dieses verrückte Verhalten gut sein?«) ist weit seltener anzutreffen, da sie offenbar schwieriger zu erwerben oder zu bewahren ist. Mancherorts praktizierte man »zweierlei Ressourcenorientierung« zeitversetzt nacheinander: Einerseits wurde sehr auf die Kompetenzen der Patienten geachtet. Trat aber keine Symptomveränderung ein, wurde der Patient unter Umständen als kränker gesehen, als er sich selbst erlebte. Nun galt es, ihm Krankheitseinsicht zu vermitteln.

Die Art, wie über Patienten gesprochen wird, scheint maßgeblich vom ätiologischen Erklärungsmodell und vom Institutionstyp beeinflusst. Biologisch-medizinisch geprägte Erklärungsmodelle scheinen wenig anschlussfähig für die Idee der Sinnhaftigkeit von Symptomen.

In gemeindepsychiatrischen Einrichtungen, die in einem weitgehend freiwilligen Kontext mit wenigen Kontrollaufgaben arbeiteten, wurde fast zwangsläufig mehr mit als über Patienten gesprochen. In Einrichtungen der Akutversorgung mit starker Kontrollfunktion schienen dagegen Defizite und das Sprechen darüber vordergründiger. Die Vermittlung von Krankheitseinsicht offenbarte sich für Patienten, Angehörige und Behandler als ein entlastendes Konzept – keiner war »schuld«, außer der »Krankheit«, die man gemeinsam medizinisch bekämpfte. Einige Beispiele mögen dies verdeutlichen.

Ressourcenorientierung 2. Ordnung in einem
Sozialpsychiatrischen Dienst
Die Mitarbeiter diskutierten, wozu das Verhalten des Klienten gut sein könnte und wie man darauf reagieren solle. Ein Patient im Betreuten Wohnen war seit einiger Zeit dabei, sich mit großer Zielstrebigkeit und mit Durchsetzungsvermögen seinen eigenen Rückzug zu organisieren. Er arbeitete auf die Anerkennung einer hohen Pflegebedürftigkeitsstufe zu, die ihn vermutlich in die Isolation und damit langfristig in größere Abhängigkeit bringen würde. Sollte man dies nun als seine autonome Entscheidung betrachten, oder sollte man versuchen, ihn von diesen Bestrebungen abzuhalten und ihn wieder mehr nach außen zu orientieren, was längerfristig mehr Unabhängigkeit bedeuten könnte? Man beschloss, das

Dilemma mit dem Patienten zu thematisieren und sich von ihm beraten zu lassen.

Teamsitzung mit Publikum
In einem Dauerwohnheim konnten Bewohner nach vorheriger Anmeldung zuhören, wie in der Teamsitzung ressourcenorientiert über sie gesprochen wurde. Sie nahmen dafür nur an dem Teil der Teamsitzung teil, bei dem es um sie ging. Sie hörten zunächst zu und konnten am Ende der Sequenz eine Rückmeldung oder Kommentar geben oder Fragen stellen. Die Mitarbeiter berichteten von einer anfänglichen Welle der Neugier, die sich nach etwa einem Jahr eingependelt hatte, so dass nicht zu jeder Teamsitzung eine Anmeldung einging. Dennoch wurde das Angebot gut genutzt und die Patienten reagierten gestärkt und selbstbewusst. Bei einer von mir beobachteten Teamsitzung hörte die Bewohnerin kritischen und positiven Einschätzungen der Mitarbeiter aufmerksam zu. Als sie um ihre Anmerkung gebeten wurde, gab sie ihrerseits eine differenzierte Rückmeldung, wie sie die Arbeit des Teams empfunden hatte.

5.2.2 »Ressourcenorientiert handeln – defizitorientiert abrechnen«

Über die Schizophrenie von Diagnosen konnte man in einer psychiatrischen Klinik etwas lernen, die sich um einen konsequent ressourcenorientierten Umgang mit Patienten bemühte: Bei einer Visite wurde ein junger Assistenzarzt über ein Schreiben an die Kostenträger belehrt. »Wenn Sie nur von Fortschritten und Besserungen schreiben, kriegt der nie 'ne Verlängerung. An die Krankenkasse muss man etwas von Defiziten und Krankheit schreiben.« Die Logik, mit der über Anträge bei Krankenkassen entschieden wird, zwingt Einrichtungen dazu, pathologieorientiert und defizitorientiert zu berichten. Von dieser komplizierten Doppelzüngigkeit sind vor allem Psychiatrische Krankenhäuser oder Abteilungen betroffen. Das Prinzip »Ressourcenorientiert handeln, aber defizitorientiert berichten« bindet die Behandler in eine potentielle Double-Bind-Situation ein. Für Patienten ist sie schwer nachvollziehbar. Für die Bewältigung dieses – derzeit schwer auflösbaren – Widerspruchs fanden wir bei unseren Besuchen bislang noch wenig kreative Strategien vor.

5.2.3 Verhandeln über Sinn, Inhalt und Dauer des Aufenthalts

Verhandeln mit Patienten und Angehörigen scheint im Trend zu sein. Keine der besuchten Einrichtungen erteilte dem Gedanken eines grundsätzlichen Aushandelns eine vollkommene Absage, um ausdrücklich einem instruktiven Interaktionsstil den Vorzug zu geben. Es ging weniger um das »ob«, eher um das »wie« und »wozu«. Bei manchen Einrichtungen stand der Aspekt, ein kundenfreundliches Image zu wollen, im Vordergrund, um langfristig die Patienten an die Einrichtung zu binden. Denn bevormundete Patienten gehen vielleicht beim nächsten Mal in eine Einrichtung, in der sie mehr gehört werden.

In sozialpsychiatrischen Einrichtungen wurde mehr verhandelt als in klinisch-medizinischen. Dort wiederum wurde in freiwilligen Kontexten (z. B. Depressionsstation mit freiwilliger Aufnahme) deutlich mehr verhandelt als in Zwangs- und Kontrollkontexten (z. B. geschlossene Akutstation). Der Behandlungskontext und die zugrunde gelegten Vorstellungen über psychiatrische Erkrankungen bestimmten auch hier, welche Handlungsmöglichkeiten *sich die Behandler einräumten*. In freiwilligen Kontexten war man zwangsläufig viel geübter darin, Wünsche und Vorstellungen zu erfragen, weil man Klienten als Kunden gewinnen musste. In Klinikkontexten und zugespitzter noch in der Akutversorgung wurde angeführt, dass die Patienten oft in einem »nicht verhandlungsfähigen Zustand« aufgenommen würden. Ihr Zustand mache dann schon klar, was sie benötigten, deshalb müsse beispielsweise über Dauer und Sinn des Aufenthalts nicht verhandelt werden. Psychiatrische Einrichtungen bewegten sich in ihrer Praxis häufig in defizitorientierten Pathologie- und Störungskonzepten oder in Rehabilitations- und Fortschrittskonzepten, bei denen davon ausgegangen wird, dass es mit der entsprechenden Hilfe »nur bergauf« gehen kann – dorthin wo die Behandler »bergauf« erwarten. In beiden Fällen geht man von der Annahme aus, dass die Behandler wissen, was für die Patienten gut ist und welchen Weg man dazu einschlagen sollte. Diese Gewissheit kann zu einer Art Hindernis für Klienten werden, selbst eine Idee über den zu beschreibenden Weg zu entwickeln oder die eigenen Ideen zu vertreten.

Die Zusammenarbeit mit langjährigen Psychoseerfahrenen verlangt in besonderem Maß produktiv verstörende Inputs, da neben den persönlichen Ideen, die Patienten über die Erkrankung entwickeln, auch das Behandlungssystem leicht eine gewisse Starre bekommen kann. Viele Einrichtungen machten die Erfahrung, dass ernst gemeintes Aushandeln der eigenen Arbeitserleichterung dient, wenn die Vorstellungen der Patienten und Angehörigen zur effektiven Abstimmung von Behandlungsstrategien genau erfragt und primär berücksichtigt wurden.

Trialogische Kooperation in einer Tagesklinik
Eine Tagesklinik berichtet über ihre trialogische Kooperation. Dabei ist der spielerische Umgang mit symmetrischen und komplementären Beziehungsdefinitionen im Trialog zwischen Patienten, Angehörigen und Behandlern wesentlich, der ein gleichberechtigtes Zusammenwirken fördert.

Ein als psychotisch geltender junger Mann nahm mit seinen Eltern eine Serie von Gesprächen wahr. Die Eltern suchten ein Bündnis mit den Therapeuten als gemeinsame Helfer gegen die Krankheitssymptome ihres Sohnes. Der Sohn stand damit allen anderen in einer komplementären Position gegenüber. Als der Sohn in einer Sitzung seine Besorgnis über die diversen körperlichen Krankheiten der Eltern ansprach, griffen die Therapeuten die vertauschten Positionen – die Eltern in einer komplementären, der Sohn mit den Therapeuten in einer symmetrischen Position – in einer Teamreflexion auf. Im Lauf weiterer Gespräche mit dem Fokus, wie die Therapeuten dem Klienten helfen könnten, die kranken und älter werdenden Eltern zu entlasten, wurde der von allen Seiten lange gewünschte Auszug des Sohns aus dem Elternhaus möglich.

Kontextklärung zum Rehabilitationsanliegen
Mit verschiedenen Verhandlungsangeboten versuchte man in einer sozialtherapeutischen Arbeitsstätte Patienten weitgehende Autonomie zu ermöglichen. »Wer möchte am meisten, dass Sie zur Arbeitstherapie kommen, Sie oder Ihr Arzt, oder gibt es noch jemanden in Ihrem Leben, dem das wichtig ist?« Diese und andere Eingangsfragen mündeten in eine individuelle und protokollierte Vereinbarung zwischen Team und Klient über die Häufigkeit der Anwesenheit und die Ziele der gemeinsamen Arbeit.

Mit einem Patienten, der in einem solchen Gespräch sein eigenes Interesse an der Arbeitstherapie mit 10 Prozent, das seiner Mutter mit 30 Prozent und das Interesse seines behandelnden Arzt mit 60 Prozent beschrieben hatte, vereinbarte man: »Auch das Interesse anderer kann ein Beweggrund sein, an der Arbeitstherapie teilzunehmen. Bitte überlegen Sie sich in den nächsten Tagen, wie groß der Gefallen sein soll, den Sie Ihrem Arzt und Ihrer Mutter tun wollen. Entsprechend können Sie dann Ihre Arbeitszeiten hier vereinbaren.« Der Patient entschied sich dafür, je drei Stunden pro Woche an der Arbeitstherapie teilzunehmen.

Rehakonferenzen und Familiengespräche
Bei Rehakonferenzen kommen möglichst alle am Prozess Beteiligten zusammen, um eine gemeinsame Bestandsaufnahme zu machen. Im Idealfall entsteht eine Art kooperativer Selbstreflexion. Die Erzeugung einer gemeinsamen Wirklichkeit ist wesentliche Voraussetzung für das Verhandeln. Aus diesem Grund erstellt man in der Therapeutischen Arbeitsstätte von allen Gesprächssettings verständliche Protokolle, die man mit den Klienten ergänzt und verbessert, bis diese sie gegenzeichnen können. Dann werden sie mit Einverständnis des Betroffenen an alle anderen Gesprächsbeteiligten weitergegeben.

Experimente als Verhandlungsimpuls
Experimente haben den Vorteil, andere als die gewohnten Lebensweisen ausprobieren zu können, ohne grundlegende Lebensentscheidungen treffen zu müssen. Ein Patient, der sehr unregelmäßig und in verschiedenen Dosierungen die ihm verordneten Neuroleptika einnahm, berichtete dem Therapeuten einer Tagesklinik von einem tiefen Misstrauen gegenüber Medikamenten. Man vereinbarte daraufhin ein zweimonatiges Experiment mit ihm. In dieser Zeit könne er sich selbst ein Bild über die Wirkungsweise der Medikamente machen und danach anhand dieser Erfahrungen entscheiden, ob er sie weiter einnehmen wolle oder nicht. Das Experiment wurde auf seinen Wunsch hin verlängert und ging später nahtlos in die regelmäßige Einnahme der Neuroleptika über.

10-Jahresverträge – die Seite der Nicht-Veränderung einnehmen
Solche langfristigen Verträge zwischen Behandlern und Klienten sind in der Psychiatrie eigentlich nichts Spektakuläres, wenn man sich die eingespielten Beziehungen zwischen den Beteiligten und ihre oftmals langjährige Verbundenheit im psychiatrischen Hilfesystem betrachtet. Aufsehenerregender scheinen sie aber zu sein, wenn sie explizit ausgesprochen und zum Gegenstand der Behandlung werden. Behandlungsverträge beinhalten das Angebot der Einrichtung, dass ein Patient diese für eine festgelegte Mindestzeit (z. B. 10 Jahre) nutzen kann und die Behandler nichts gegen seinen ausdrücklichen Wunsch tun, um ihn ganz oder in eine andere Betreuung oder Behandlung zu entlassen. Die Behandler verpflichten sich in einem vereinbarten Umfang und soweit es in ihrer Macht steht zur Einhaltung des Vertrags, der Patient kann ihn jederzeit kündigen.

Eine Patientin erhielt einen 10-Jahresvertrag kurz nach ihrer Aufnahme in eine Therapeutische Arbeitsstätte. Sie war in der vorbehandelnden Tagesklinik immer dann, wenn man auf die Entlassung zusteuerte, mehrfach in psychotische Krisen gerutscht. Sie bekam neben dem Vertrag eine Zusicherung, als Bürokraft eingestellt zu werden, sobald eine Stelle frei würde. Inzwischen arbeitete sie seit einigen Jahren in einem Buchverlag und hatte dort sogar eine Rationalisierungswelle überstanden.

5.2.4 Wahlmöglichkeiten im Behandlungsmenü – Patienten als Kunden

Das Ausmaß der inzwischen stattgefunden Verbreitung »kundenorientierten« psychiatrischen Denkens hat uns bei Kliniken und sozialtherapeutischen Einrichtungen überrascht. Wir stießen sogar auf Situationen, in denen uns dies als übertrieben erschien und wo sinnvolle Grenzen der Angebotsflexibilisierung deutlich wurden.

Wie viel »Hinzu- und Abwahlmöglichkeiten« Patienten bezüglich einzelner Behandlungselemente haben sollten, wird außerordentlich kontrovers diskutiert. Zwei uns bekannte Extreme bestehen darin, entweder keinerlei Wahlfreiheit im Behandlungsmenü zu lassen und alles in einem Behandlungsplan festzulegen oder völlige Wahlfreiheit zu gewähren, so dass die Patienten an jedem Tag neu entscheiden, woran sie teilnehmen wollen. Dazwischen gab es in der Praxis ein häufig anzutreffendes Modell, bei dem man den Patienten Vorschläge machte, über die dann verhandelt wurde. Vorwiegend in klinischen Kontexten schien die Vorstellung, Patienten mehr Autonomie und Entscheidungsfreiheit zuzubilligen, große Verunsicherung zu produzieren. Man mochte sich das professionelle Heft nicht gänzlich aus der Hand nehmen lassen und zudem »sind die Patienten ja nicht zum Vergnügen in psychiatrischer Behandlung« (Zitat eines Arztes). Viel mehr als das Behandlungsprogramm schien dabei das professionelle Selbstverständnis zur Disposition zu stehen.

Der Unterschied zwischen Kliniken und außerklinischen Einrichtungen war hier groß. Kliniken sahen sich einem größeren Rechtfertigungsdruck ausgesetzt, was, wieviel und welcher Qualität ihre Versorgungsleistung sei. Wenn die Teilnahme an therapeutischen Angeboten mit ihrer Unverbindlichkeit in die Nähe der Volkshochschulkurse zu rücken drohte, so fürchtete man negative

Auswirkungen auf die Pflegekosten. Den unterschiedlichen Umgang zeigen einige Beispiele.

Die eingeschränkte Wahlfreiheit
Auf der Depressionsstation eines psychiatrischen Krankenhauses lobten Patienten, dass die frühere sehr großzügige Wahlfreiheit ein wenig eingeschränkt wurde.

Zunächst bekamen die Patienten ein Behandlungsangebot, das nach ersten Erfahrungen verhandelt und verändert werden konnte. Die Patienten meinten: »Manchmal könnte es sogar noch ein bisschen mehr Druck sein, damit man aus der eigenen Lethargie herausfindet. Es stinkt einem schon manchmal, wenn man dahin muss, aber das ist gut so, wenn man nur im Bett rumliegt und gar nichts macht, braucht man nicht in die Klinik, das kann man auch daheim.«

Der »chaotische Anreicherungsprozess«
Eine Tagesklinik dagegen beschrieb ihr therapeutisches Konzept weitgehender Wahlfreiheit als chaotischen Anreicherungsprozess. »Wir wissen nicht, welcher Weg für Sie der Richtige ist!«, bekannte die Einrichtung und gab damit die Verantwortung an die Patienten zurück. Die Tagesklinik bot lediglich einen Rahmen mit einer Morgen- und Abendrunde und den gemeinsamen Mahlzeiten. Ansonsten konnten die Patienten weitgehend frei im sogenannten Behandlungsmenü wählen und ihren Tag strukturieren. Ein Aspekt, der zu viel des Guten (Wählens) hier eher unattraktiv machte, lag in der Gefahr verschärfter Konkurrenz innerhalb des Behandlerteams – wie auf dem freien Markt bestimmte die Nachfrage der Patienten, ob beispielsweise eher die Ergotherapie oder die Tanztherapie zum Renner oder zum Ladenhüter der Saison wurde. Das Konzept wurde modifiziert, nachdem Therapeuten bemerkten, dass Patienten, die sie in der therapeutischen Arbeit mit etwas konfrontierten, am nächsten Tag häufig nicht erschienen. Der Wunsch nach einer kontinuierlicheren Auseinandersetzung führte unter anderem zu der Entscheidung, Patienten zwar weiterhin wählen zu lassen, jedoch mit einer Verbindlichkeit über längere Zeiträume.

Zuviel Kundenorientierung kritisieren sogar die Betroffenen
In einem Wohnheim sah das kundenorientierte Betreuungskonzept vor, die Privatsphäre der Bewohner unbedingt zu respektieren. Daher gingen die Mitarbeiter nicht einfach auf die Stockwerke, sondern boten dort einmal pro Woche eine Sprechstunde an, ansonsten konnten sie im Büro des Hauses aufgesucht werden. Das Echo auf diese Vorgehensweise war bei den Bewohnern geteilt. Sie genossen es zum Teil, nicht kontrolliert zu sein, sahen jedoch selbst die Gefahr, dass sie immer weiter in die Verwahrlosung abglitten, Pläne, die sie hatten, nicht umsetzen würden, weil sie es allein nicht schafften. Zufriedener waren die, die sich mit langer Perspektive in dem Wohnheim eingerichtet hatten. Vor allem jüngere Bewohner, die den Schritt nach draußen wieder schaffen wollten, fühlten sich eher unterfordert.

»Die machen Vorschläge, wir wählen aus«
In einer Interviewstudie im Rahmen des Projekts über die Einführung des »Integrierten Behandlungs- und Rehabilitationsplanes« (IBRP) der Aktion Psychisch Kranke (Herrmann-Woitas et al. 2000) stellte sich heraus, dass die Einführung einer solchen formalisierten Bedürfniserhebung mit Langzeitpatienten eines Dauerwohnheims eine neuartige Balance zwischen Profis und Klienten schafft. Einerseits blieb die Machtasymmetrie bestehen, denn meist setzten sich im Endeffekt die Fachleute mit ihren Empfehlungen durch, welche Maßnahmen als zu ergreifende in den Fragebogen eingesetzt werden sollten. Die Bewohner partizipierten faktisch nicht viel stärker an der Planung als zuvor. Aber das Verhandlungsritual machte die Bewohner sehr zufrieden. Sie fühlten sich aufgewertet und als Vertragspartner ernst genommen, auch wenn sie ihren möglichen Einfluss nur wenig nutzten. Zugleich beschrieben die Klienten, dass sie nun den Mitarbeitern sozusagen eine empirische Wissensbasis darüber geliefert hatten, wie sie behandelt werden wollten. Damit hatten sie die Mitarbeiter quasi für deren Entscheidungen qualifiziert. Insofern waren die Verhandlungen wichtig, auch wenn sich das Ergebnis damit nicht wesentlich änderte.

5.2.5 Verhandeln über Medikamente und Diagnosen

In den besuchten Einrichtungen ist das Verhandeln über die Psychopharmakotherapie nicht verbreitet. Allenfalls fanden sich psychoedukativ anmutende Ansätze, bei denen Patienten über die Wirkung der Medikamente aufgeklärt wurden, jedoch nicht darüber (mit-)entschieden, welche und wie viele sie bekamen. Zur Beschreibung einer traditionell negativen oder nichtbeachtenden Haltung gegen Psychopharmaka zitieren wir aus dem Vortrag eines Kinder- und Jugendpsychiaters über »Medikamente als Werkzeuge des Kunden« (Spitczok v. Brisinski 2000): »In der mir bekannten *systemischen* Literatur kommt der Begriff der Psychopharmakotherapie so gut wie nicht vor. Implizit werden eher Sichtweisen vertreten, wonach eine Medikation und insbesondere eine Dauermedikation zu einer Chronifizierung der Krankheit beiträgt und damit die Entwicklungsmöglichkeiten der Betroffenen eher einschränkt.« Die Pharmakotherapie dient verschiedenen Zielen, wie Symptombehandlung, sozialer Kontrolle, Interaktion und juristischen Zwecken. Für die Beteiligten sind diese Ziele bedeutungsvoll und daher ist es wichtig, die Verordnung nicht nur mit Patienten und wenn möglich und gewünscht mit deren Angehörigen, sondern auch mit dem Pflegepersonal auszuhandeln.

Medikamente und Diagnosen als Werkzeug des Kunden
Medikamente wurden in einer Kinder- und Jugendpsychiatrie als ein Angebot an Eltern und Kinder genutzt, über dessen Vor- und Nachteile der Arzt als relativ neutraler Berater diese unter dem Motto »Psychopharmaka sind ein Werkzeug der Kunden, nicht des Arztes«, beriet « (Spitczok v. Brisinski 2000).

Die Einnahme von Medikamenten konnte ebenso für Patienten und deren Familien von Nutzen sein. Man bot Psychopharmakotherapie als Ergänzung zur Psychotherapie an. Dabei war die Einbindung der Psychopharmaka in das Therapiegeschehen von großer Bedeutung. Sie sollten für Patienten zur Erleichterung selbstverantwortlicher Arbeit an der Lösung ihrer Probleme eingesetzt werden. Dann konnten sie dazu beitragen, Patient und Familie in ihrer Autonomie zu stärken. Aufgabe des Arztes war es dabei, Risiken und potentielle Nützlichkeit des Werkzeugs aufzuzeigen. Um im Bild des Werkzeugs zu bleiben: Er füllt den Bestellschein aus und berät hinsichtlich des sachgerechten Gebrauchs. Der Kunde nutzt das Werkzeug für sich.

Viable Diagnosen
Auch Diagnosen sind nicht objektiv, sondern beschreiben einen Zustand. Nach den Erfahrungen einer psychiatrischen Klinik muss man viable Diagnosen finden, das heißt solche, die für die Patienten lebensnah sind. Sie sollten sich an den Geschichten, Bildern und Metaphern der Betreffenden orientieren, damit sie für sie relevant und anknüpfungsfähig sind. Dann kann ein Arbeitsbündnis für die Therapie entstehen.

Psychopharmaka müssen auch für Mitarbeiter richtig dosiert sein
Rund um die Gabe von Medikamenten zeigte sich in einer psychiatrischen Einrichtung, wie in vielen anderen auch, folgendes Bild: Die Compliance bei den ambulanten Patienten war nicht immer sehr hoch. Bei stationären Patienten wurde zum Teil hoch dosiert, weil man das Verhalten der Patienten in einen direkten kausalen Zusammenhang mit der Höhe und Art der Medikation stellte. Die Verordnungen machte zwar der Arzt, Krisen traten aber oft in Zeiten auf, wenn dieser nicht anwesend war (z. B. abends oder an Wochenenden). Prophylaktisch wurde daher eher höher dosiert, um Krisen zu vermeiden. Befragte Patienten äußerten, dass sie, wenn sie selbst entscheiden dürften, tendenziell eher weniger Medikamente nehmen wollten, das Pflegepersonal dagegen wünschte eher mehr. Die Erfahrung zeigte, dass Entscheidungen bezüglich der Psychopharmakotherapie, die die Belange, Vorstellungen und Befürchtungen aller Beteiligten, also auch des Pflegeteams, nicht berücksichtigen, selten zu befriedigenden Lösungen führten. Aus dieser Ausgangslage zog man in der Klinik folgende Schlüsse:

Anerkennung für Pflegedienstmitarbeiter. In der Kooperation der Ärzte und der Pflegedienstmitarbeiter sollte zunächst für ein Klima der Anerkennung gesorgt werden. Pflegedienstmitarbeiter verfügen über Kompetenzen und haben einen reichen Erfahrungsschatz, den man in offenen Diskussionen von Vorschlägen nutzen kann. Dazu wurden sie konsequent in ärztliche Patientenkontakte einbezogen.

Handlungsspielräume erweitern. Reduzierte Dosierungen wurden leichter akzeptiert, als man die Handlungsspielräume für das Pflegeteam in akuten Krisen über Bedarfsmedikation oder Zusatzmedikation erweiterte. Regelmäßigen Gespräche über die Medikation auf Station wurden genutzt, um die Alltagserfahrungen zu erkunden und Schwierigkeiten und Befürchtungen ernst zu nehmen. »Wer bekommt am meisten? Wo ist die Menge schlecht zu dosieren? Bei wem gibt es Probleme mit der Einnahme? Geht es auch mit weniger Einzeldosen? und so weiter.«

Aufklärung über realistische Medikamentenwirkungen. Das Pflegeteam wurde über realistische Medikamentenwirkungen, Risiken und Nebenwirkungen aufgeklärt und fortgebildet. Es stellte sich als besonders wichtig heraus, darüber zu sprechen, welche Ziele durch Medikamente *nicht* zu erreichen sind, denn den sogenannten Nonrespondern bieten die verfügbaren Psychopharmaka (egal wie hoch man sie dosiert) nur geringe Hilfe.

Offenlegung des Medikamentenverbrauchs auf der Station wurde zunehmend üblich, zum einen, um das Arzneimittelbudget im Auge zu behalten, zum anderen um das eigene Behandlungsmotto »sowenig wie möglich, so viel wie unbedingt nötig« zu überprüfen. Unwirksame Medikamente wurden konsequent abgesetzt. Die Mitarbeiter entwickelten einen gewissen Stolz darauf, dass sie dieselben Patienten auch mit wesentlich weniger Medikamenten gut versorgen konnten. Dies wurde zu einem positiven Feedback für die eigenen Kompetenzen.

Zielsetzungen und Regeln des Medikamenteneinsatzes wurden festgelegt und transparent gemacht. Alle Beteiligten wussten, bei welchem Verhalten Medikamente erhöht oder reduziert würden. Das gab auch den Patienten Verantwortung zurück.

Veränderungen wurden ausgehandelt. Das Pflegeteam – auch die jeweils andere Schicht – hatte ein Vetorecht. Entscheidungen mussten einem Konsens entsprechen, um zu verhindern, dass für unerwünschte Effekte einem der »schwarzer Peter« zugeschoben wurde. Zudem einigten sich alle Behandler auf einige grundsätzliche Regeln: »Vor dem Wochenende nicht«, »nicht gleichzeitig eine Veränderung bei mehreren schwierigen Patienten«.

Einführung und Förderung anderer wirksamer Interventionsmöglichkeiten, zum Beispiel verhaltenstherapeutische Maßnahmen, Familiengespräche, Beurlaubungen, aber auch kurzfristige Fixierungen, relativierten die Bedeutung der Psychopharmakotherapie.

Eine so veränderte Kooperation im Behandlungsteam hatte positive Effekte auf die Behandlung in der psychiatrischen Klinik. Der Verbrauch von hochpotenten Neuroleptika und Tranquilizern sank drastisch ab (von 6600 Tagesdosen auf 1700 und von 660 TD auf 310). Die anfangs dauerhaft geschlossene Tür der Station wurde im Verlauf des Beobachtungszeitraums fakultativ geöffnet. Eine Patientin wurde nach Absetzen sämtlicher Medikation unter ambulanter Fortführung einer stationär begonnenen Familientherapie nach Hause entlassen, ist seither berufstätig und nicht mehr stationär aufgenommen worden.

5.2.6 Reflexions-Settings für Angehörige und andere Beteiligte

Es bleibt unerklärt, warum in vielen Einrichtungen und Kliniken die Mitarbeiter Familientherapie für sinnvoll halten, sie aber dennoch nicht durchführen. In einem großen Teil der Einrichtungen gab es wenig Routine-Settings, in denen Familien gemeinsam reflektieren können.

Möglicherweise fehlte innerhalb der Einrichtungen eine klare und selbstverständliche Institutionalisierung der Familiengespräche im Routineablauf, und nach außen zu den Kassen fehlten klare Zeit- und Kosteneinheiten, die abgerechnet werden können. Auf Seiten der Angehörigen war der Wunsch nach mehr Gesprächsmöglichkeiten unüberhörbar. Das »Werben« der Einrichtungen um die »Kunden« schien hier für allmähliche Veränderungen zu sorgen. Deutlich registrierten Angehörige, dass »sich im Laufe der Jahre etwas verbessert hat, aber – mancherorts – könnte es doch noch mehr sein. Es sind noch nicht alle Ärzte draufgekommen, dass es mit Angehörigen besser geht als ohne«.

Aber auch die Wünsche der Angehörigen unterschieden sich. Nicht alle wollten gleich stark einbezogen werden. Wo die Behandlung der Patienten als etwas Vorübergehendes oder Kurzfristiges eingeschätzt wurde, wo Angehörige erwarteten, dass man bald wieder im gemeinsamen Haushalt zusammenleben werde, war der Gesprächsbedarf höher und wurde zum Teil zu wenig befriedigt. In klinischen Einrichtungen fand sich eine Einbeziehung der Angehörigen gehäuft in der Kinder- und Jugendpsychiatrie sowie in der Gerontopsychiatrie, also überall dort, wo Angehörige unmittelbar betroffen und in der direkten Verantwortung sind.

In den außerklinischen Einrichtungen wie Wohnheimen, Betreutem Wohnen, Tageskliniken oder Sozialen Diensten ist man bemüht, als »Wahl-Einrichtungen«, Kundenwünsche zu erfüllen. Hier scheinen Absprachen mit Angehörigen über ihre Wünsche an Begleitung, Beratung und Unterstützung schon seit längerer Zeit üblich. Familienberatung findet dennoch wenig statt, weil die Angehörigen oder die Klienten selbst es nicht wollen. Wo sich Patienten auf lange Verweildauern einrichten, wie etwa in Dauerwohnheimen, wollen Angehörige nicht fortlaufend zu Gesprächen eingeladen werden. Zur Beratung eines Sozialen Dienstes kommen dagegen häufig auch Angehörige ohne die ambulanten Patienten, um im Kontakt zu bleiben, sich Rat und Hilfe zu holen.

Langzeiteinrichtungen: »Angehörige wollen ihre Ruhe vom Patienten – sie streben keine Veränderung mehr an«
Eine kleine Langzeiteinrichtung mit 20 Plätzen nahm sich explizit der psychisch erkrankten Menschen an, die in anderen Einrichtungen keine Bleibe fanden, da sie dort häufig als zu schwierig, zu hospitalisiert und Ähnliches galten. Für diese Bewohner war die Einrichtung in vielen Fällen wie die Endstation eine langen Odyssee. Die Bewohner stellten sich auf eine möglichst langfristige Perspektive in dem Haus ein, die Angehörigen äußerten sich froh, dass da ein Platz auf Lebenszeit gefunden sei, und man sich endlich zurücklehnen könne. Der Fokus sei nach einer jahrelangen Kranken-

geschichte nicht mehr auf eine Verbesserung des Zustands ihrer erkrankten Angehörigen gerichtet, damit auch nicht mehr auf eine Rückkehr in den gemeinsamen Haushalt. Aus dieser Perspektive wollten die Angehörigen eher in Ruhe gelassen werden, als sich über die familiären Zusammenhänge auseinander zu setzen. Eine Ausnahme in der Einrichtung bildeten einige jüngere Patienten, die ihre Erkrankung noch nicht als chronisch ansahen. Die äußerten sich eher unzufrieden über die mangelnden Gelegenheiten, klärende Gespräche mit ihren Familien führen zu können.

Gerontopsychiatrie: Viel Angehörigenkontakt – eher informierend und planend als familientherapeutisch
Eine gerontopsychiatrische Abteilung an einem Psychiatrischen Krankenhaus bot seit Jahren Angehörigenvisiten an, die sehr gut genutzt wurden. Ihren konzeptionellen Hintergrund schilderten die Mitarbeiter so, dass für sie die Angehörigen aufgrund der Verwirrtheit der alten Patienten und aufgrund einer meist schon bestehenden Pflegebedürftigkeit zu den Hauptansprechpartnern würden. Zum Teil fänden Gespräche nur mit Angehörigen statt, die eher informierend oder beratend seien. Bei den Angehörigenvisiten, bei denen Angehörige und Patienten zugegen seien, werde wenig über die familiäre Interaktionen im Sinn von Familientherapie gesprochen, sondern häufig über die Prognose und den derzeitigen Zustand. Die Gerontopsychiatrische Abteilung nutzte diese Gespräche zum Kontakt mit den Angehörigen, um auch deren Belastung, ihre Aufträge und Wünsche zu erfragen und mit ihnen Lösungen zu entwerfen. An den Angehörigenvisiten nahmen neben dem leitenden Arzt auch Mitarbeiter aus dem Pflegeteam und aus dem Therapeutenteam teil. Familientherapie konnte zusätzlich vereinbart werden.

Psychiatrische Krankenhäuser: Der Gesprächsbedarf von Angehörigen ist hier am größten. Die es beharrlich einfordern, bekommen meist Paar-, selten Familiengespräche
In psychiatrischen Krankenhäusern haben Angehörige am deutlichsten den Wunsch geäußert, mehr gemeinsame Gespräche mit

den Patienten zu führen. In der Regel kehren die Patienten nach Wochen oder Monaten nach Hause zurück und dort muss man wieder miteinander klar kommen. In den meisten Kliniken bekommen die, die es beharrlich einfordern, Paargespräche, seltener in größerer Runde Familiengespräche. Einige weitere Beispiele verdeutlichen unterschiedliche Wege, wie Einrichtungen versuchen, Reflexions-Settings für Angehörige zu etablieren.

Eine Stabsstelle für den »Referenten für Angehörigen- und Familienberatung«
In einer großen psychiatrischen Einrichtung wurden im Zug der Enthospitalisierung verschiedene systemische Aktivitäten zum Teil nacheinander, zum Teil gleichzeitig und in Wechselwirkung zueinander initiiert. Eine Stabsstelle für den »Referenten für Angehörigen- und Familienberatung« widmete sich ganz der Weiterentwicklung der Angehörigen- und Familienarbeit und konnte so die Position der Angehörigen besser in die psychiatrische Arbeit integrieren. Mit dem Angebot für Angehörige, eigene Selbsthilfegruppen zu gründen, bekam deren Perspektive mehr Raum. Halbjährlich wurden Geschwisterseminare für Geschwister von behinderten und psychisch kranken Menschen angeboten. In unterschiedlichen Settings konnten Paar- und Familiengespräche wahrgenommen werden.

Fortbildungswochen für Mitarbeiter sollten den Blickwinkel erweitern und systemische Grundannahmen vermitteln. Kooperationsgespräche für Angehörige und Mitarbeiter konnten helfen, langjährige konfliktreiche Beziehungen zu bearbeiten. Eine Fachgruppe »Systemische Ansätze« bildete ein Forum der Reflexion, Information und Supervision und bündelte das systemische Wissen in der Einrichtung.

Reflecting Families[11] *– ein Konzept, das Eltern zu Experten macht*
Der Ausgangspunkt für die Einführung sogenannter »Reflecting Families« in einer Kinder- und Jugendpsychiatrie waren disziplinarische Probleme. Man wollte sich zunächst Beratung von Eltern zur Handhabung von Krisen einholen. Daraus entstand ein inzwischen erprobtes Konzept auch für Nicht-Krisenzeiten:
Eltern, Kinder und Therapeuten bilden jeweils eine Gruppe. Therapeuten sprechen dann zum Beispiel über die Situation auf der Station mit den Kindern und Jugendlichen. Die Eltern schauen hinter der Scheibe zu und setzen sich danach als reflektierendes Team zusammen, um über ihre Eindrücke »öffentlich zu tratschen«. Andere Zusammensetzungen sind je nach Anliegen denkbar und werden ausprobiert. Die Vorteile systemischer Familientherapie werden verknüpft mit entschuldender/solidarisierender »Zusammenschweißung« in Eltern- und Kindergruppen, das *stärkt* diese beiden, oft verunsicherten Parteien. Familientherapie findet parallel dazu weiter statt, aber seltener (ca. alle drei Wochen). Wichtig: die lösungsorientierte Eingangsrede der Therapeuten, die »den Ton vorgibt«.

Kooperationsgespräche
Kooperationsgespräche erwiesen sich als wirksam, wenn es darum ging, die Kooperation und Kommunikation zwischen Subsystemen in Gang zu bringen oder zu halten. Nach den bisherigen Erfahrungen (Deissler 1995) konnten die lösungsorientierten Fragen und das neutrale Setting auch bei bereits lang anhaltenden Konflikten zwischen Mitarbeitern und Angehörigen eine Verständigung anregen. Die Kooperationsgespräche fanden in einer stark strukturierten Form statt. Die beteiligten Subsysteme – Mitarbeiter und Angehörige – wurden einzeln, aber in Gegenwart des anderen, von einem Berater oder einem Team interviewt. Man wollte, dass die Beteiligten hören, was die andere Seite bewegte, dachte, erfahren hatte und an Schlüssen zog, ohne dass beide Seiten

---

11 Caby u. Geiken 2000.

darüber direkt in einen Dialog treten mussten. Im dritten Schritt reflektierte das Beraterteam das Gehörte, und in einem vierten Schritt wurden noch einmal beide Seiten einzeln interviewt.

5.2.7 Systemisches Verhandeln über Handlungsoptionen in schwierigen Situationen

Das Verhandeln in Konfliktsituationen war in den Einrichtungen oftmals schwer zu thematisieren. Mit dieser Frage fanden wir uns häufig erstaunten, eher ratlosen Gesichtern gegenüber. Natürlich wurde überall versichert, dass in Krisensituationen mit Patienten gesprochen wird, aber das »wie« unterschied sich doch in den Einrichtungen stark. Die Idee, mit dem Verhandeln Verantwortung zurückzugeben, indem man mit den Betroffenen über verschiedene Entscheidungsmöglichkeiten spricht, die sie haben, und die Folgen, die sich daraus ergeben, ist nicht verbreitet. In vielen Einrichtungen war die Grenze zwischen dem Verhandeln über Alternativen und dem Androhen von Konsequenzen oftmals fließend.

Für die Verhandlungsspielräume von Mitarbeitern schienen vor allem Strukturen entscheidend, die den Handlungsdruck niedrig hielten, damit Zeit für die Prüfung und Entwicklung mehrerer Optionen blieb. Einige Beispiele:

Behandlungsverträge
In der psychiatrischen Abteilung eines großen Allgemeinkrankenhauses experimentierte man mit sogenannten Behandlungsverträgen. Verträge bekamen die Funktion einer Handlungsanleitung für Mitarbeiter. Mit Patienten, die mit schwierigem beispielsweise aggressivem Verhalten, psychotischen Episoden, akuten Krisen längerfristig immer wieder die Klinik aufsuchten, schloss man Verträge, wie man sie behandeln solle, wenn sie das nächste Mal in einem verhandlungsunfähigen Zustand kämen. »Wie sollen wir mit Ihnen verfahren, wenn Sie nicht mehr ansprechbar sind?« Diese Frage ließ sich leichter besprechen, wenn Patienten eine Außenperspektive einnehmen konnten, das heißt eben nicht in dem pros-

pektiv betrachteten Zustand waren. Erstaunt registrierte man, wie klar die Patienten selbst wussten, welche Maßnahmen notwendig sein würden, wenn der Fall der Fälle einträte. Mit dieser Vereinbarung, die auch andere behandelnde Dienste betreffen konnte, erhielten Patienten Entscheidungsverantwortung für ihre psychiatrische Behandlung zurück.

Auch für die stationären Patienten bewährten sich Behandlungsverträge. Ärzte einer psychiatrischen Abteilung beschrieben, warum sie Behandlungsverträge für nützlich halten: »In der fürsorglichen Sozialpsychiatrie wird oft solang verhandelt, bis der Patient sich compliant zeigt«. Ergo: Wenn dissonante Einschätzungen zwischen Beteiligten den Start in eine symmetrische Eskalation eröffnen, machen wir eine schriftliche Vereinbarung (zwischen 5 und 20 pro Jahr in der Klinik). Ziel: Wir wollen uns das Leben leicht machen, für uns erträgliche Verhältnisse schaffen. Das hat oft therapeutische Nebenwirkungen, die aber nicht das Ausgangsanliegen sind.

Es bleibt immer noch Zeit zum Verhandeln
Die Verhandlungskultur lässt sich manchmal deutlicher über die Alltagspraxis am Beispiel von Fixierungen beschreiben. Klinikmitarbeiter verschiedener Kliniken mit vergleichbarer Klientel berichteten über sehr unterschiedliche Fixierungshäufigkeiten, die sie jeweils aus der Einrichtungslogik als notwendig und unvermeidlich einschätzten. Mitarbeiter einer Klinik berichteten von einer ganzen Reihe von Maßnahmen, die vor einer Fixierung oder Zwangsmedikation als Repertoire zur Verfügung stünden. Im Rahmen des Bezugspflegesystems gingen einer solch drastischen Maßnahme Gespräche zwischen Bezugspfleger und Patient voraus, man wechsele zum Beispiel auch das Umfeld, gehe spazieren oder Ähnliches, und nehme auf diese Weise wahr, dass sich Krisen oftmals lösen ließen.

Urlaubskontingente als Krisenprävention
Ein Wohnheim bot den Bewohnern durch ein Urlaubskontingent Spielräume, durch die manche Krise oder Eskalation im Vorfeld

vermieden werden konnte. Jeder Bewohner hatte eine Anzahl von Urlaubstagen, an denen er sich eine »Auszeit« nehmen konnte. Damit sollte vermieden werden, dass Bewohner sich über Krisen oder Krankheit Rückzugsmöglichkeiten schaffen mussten, sondern diese offiziell nehmen konnten.

5.3 Mitarbeiterpartizipation, Leitungskulturen, Organisation

5.3.1 Credo und Stil der Organisationsentwicklung

Unter dem Stichwort Organisationsentwicklung geht es für Einrichtungen in der Regel um die Verbesserung ihrer Marktchancen. Qualität ist für die Einrichtungen überlebenswichtig. Was ist aber die Qualität einer psychiatrischen Einrichtung, woran erkennt und wie erhöht man sie? Hierzu ließen sich unterschiedliche Sichtweisen beobachten, die wiederum den Stil der darauffolgenden Organisationsentwicklung bestimmten.

Ein Teil der Einrichtungen war gelassen, nach dem Motto: Wenn die Kunden dank guter therapeutischer Arbeit zufrieden sind, ist die Qualität von selbst hoch. Viele Einrichtungen, die dieser These folgten, sahen sich selbst nicht in einer existentiell bedrohten Lage. Patienten galten als primäre Kunden und der Behandlungsprozess als Produkt. Man versuchte sich am Bedarf der Patienten, der Krankenkassen und der Überweiser weiterzuentwickeln. Dabei betrieb man implizit Organisationsentwicklung ohne allzu strapaziöse »Zusatzanforderungen«, die sich in besonderen, über den klinischen Alltag hinausgehenden OE-Maßnahmen zeigten.

Ein anderer Teil an Einrichtungen oder Kliniken arbeitete angestrengter: Wir müssen durch spezielle Qualitätsentwicklungs-Maßnahmen immer besser werden, damit die Kunden zufrieden sind, lautete hier das Motto. Allein die Devise verriet den Druck, der dahinter stand. Einrichtungen, die von Schrumpfung oder Schließung bedroht waren, orientierten sich häufig stärker an den

Anforderungen der Krankenkassen. Wenn wir werbewirksam beschreiben, was wir tun, wenn wir Leistungen in kurzer Zeit und effektiv erbringen, werden wir betriebswirtschaftlich überleben können, schien das Credo zu sein.

Der Fokus bestimmte in beiden Fällen, womit man sich im Prozess hauptsächlich beschäftigte: Wer den Patienten zufriedenstellen will, bemüht sich, eher konzeptionelle Entwicklungsprozesse anzuregen. Wer Geldgeber und deren betriebswirtschaftliche Führungskräfte als Richtungsweiser nimmt, greift eher zu einer betriebswirtschaftlichen Terminologie, zu Definitionen und Produktbeschreibungen, als zu einer internen therapiekonzeptionellen Reflexion.

Damit polarisiert man die Positionen schnell – zu schnell. Die inhaltliche, konzeptionelle OE scheint in Therapeutenkreisen die gute, die betriebswirtschaftliche die negativ besetzte. Einige Einrichtungen, die mittlerweile Erfahrungen mit Qualitätsmanagement und Zertifizierung, Organisationsberatung und so weiter gemacht haben, werben sehr für eine Mischung aus beidem, denn längst ist klar, dass es für die Zukunft der (systemischen) Therapie nötig sein wird, bewährte Inhalte nach marktwirtschaftlichen Prinzipien und Strategien zu »verkaufen«. Die Anregung dabei lautet: Man kann die Tätigkeiten, Kosten und Nutzen spezifisch systemischer Praktiken (Teamsupervision, Familiengespräche, Medikamentenverhandlungen u. a.) konkretisierend beziffern und so eventuell deren ökonomische Nützlichkeit nachweisen und sie damit stärken. Qualitätsmanagementsmodelle und systemische Beratung und Therapie haben einige Gemeinsamkeiten aufzuweisen: die Kundenorientierung und die Mitarbeiterorientierung als Kriterien für eine gute Prozess- und Ergebnisqualität, ebenso wie viele Parallelen im Sprachgebrauch. Einige Beispiele machen die Verzahnung der beiden Prinzipien deutlich:

»*Systemische Qualitätsentwicklung*« – *Kontinuierlich*
aus Rückmeldungen lernen
Mit der Verbreitung einer kundenorientierten Dienstleistungsphilosophie entfernte sich eine psychiatrische Einrichtung von der

Idee, immer zu wissen, was gut für ihre Patienten ist. Man entschloss sich, neue inhaltliche Ansätze zur Qualitätsentwicklung zu nutzen, die vom Grundsatz her forderten, dass man kontinuierlich den Zusammenhang zwischen der eigenen Strategie, den Kernprozessen der Arbeit und den Ergebnissen reflektierte und analysierte.

Für die konkrete patientenorientierte Arbeit hieß das, durch institutionalisierte Befragungen von Patienten ständig aus Rückmeldungen zu lernen, um die Mitwirkung der Patienten durch das geschilderte Verfahren zu fördern und schließlich zu erfragen, ob ihre Ziele durch die Therapie erreicht worden waren. Für die Mitarbeiter hieß es, ihre Arbeit transparent zu machen, interne Qualitätszirkel durchzuführen und aus den Ergebnissen der Reflexion zu lernen. Diese Prozesse mussten allerdings auch den Bedingungen einer Psychiatrischen Klinik gerecht werden. Im Unterschied zu einem Wirtschaftsunternehmen ist bei psychiatrischen Patienten die Erfüllung des Kundenwunsches oftmals schwierig. Wenn nun die psychische Gesundheit nicht erreicht wird, hieß das, dass die Leistung der Klinik schlecht war? Um diese Schlussfolgerung abzuwenden, hatten in der Vergangenheit viele Einrichtungen andere Erklärungen (biologische Krankheitsmodelle, schlechte Compliance des Patienten, Deutung von Lösungsversuchen als sekundärer Symptomatik oder Ähnliche) herangezogen, die allerdings für die Selbsteinschätzung, die Perspektiven und die Übernahme von Verantwortung durch die Patienten nicht hilfreich waren.

Gemeinsame Therapie-Ziel-Planung mit Patienten
Als Lösung für das Dilemma, wer nun eigentlich für nicht erfüllte Kundenwünsche in der Psychiatrie verantwortlich sei, begann man in einer anderen Psychiatrischen Klinik die gemeinsame Therapie-Ziel-Planung einzuführen, in der die Wünsche und Erwartungen aller Beteiligten abgeklärt wurden und realistische Ziele mit möglichst konkreter Beschreibung festgelegt wurden.

Blieb ein Patient länger als zwei Wochen, wurde in einer Teamsitzung ein Therapieplan mit dem gesamten Team – Pflegeteam,

Arzt, Psychologen, Bewegungs- und Musiktherapeuten, Sozialarbeitern und teilweise auch Arbeitstherapeuten – erstellt. Der Patient wurde in die Teamsitzung eingeladen. Der Therapieplan enthielt eine Beschreibung von Problemen/Ressourcen, Zielen und Maßnahmen. Auch die Sichtweisen anderer »Auftraggeber« (Familie, Behörden, Hausärzte) floss, wenn möglich, hier ein. Hinter jeder Maßnahme wurde notiert, ob der Patient an deren Planung mitgewirkt hatte, ob er einverstanden war, nicht einverstanden war, sie zur Kenntnis genommen hatte, oder ob keine Reaktion zu erhalten gewesen war. Am Schluss unterzeichnete der Patient die einzelnen Punkte des Therapieplans. Bei längerfristigen Aufenthalten wurde er nach etwa drei Monaten neu erstellt. Kurz vor Beendigung des Aufenthalts wurde der Zielerreichungsgrad je individuellem Therapieziel vom Patienten selbst und von der Bezugsperson eingeschätzt. Dies war meist ein guter Schlusspunkt für die Therapie und lieferte außerdem einen Indikator für die Ergebnisqualität.

5.3.2 Mitarbeiter – Partizipation und Autonomie

Partizipation in Teamsitzungen
In psychiatrischen Krankenhausstationen sind häufig die Pflegekräfte diejenigen, die für Konstanz stehen, Patienten und Abläufe kennen und bei Entscheidungen mit klaren Vorstellungen präsent sind. Assistenzärzte, die während ihrer Facharztausbildung auf »Stationstournee« selten länger als ein halbes oder maximal ein Jahr an derselben Stelle verweilen, sprachen selbst davon, dass aus ihrer Sicht die Pflegekräfte mit Dienstzeiten von bis zu 20 Jahren auf einer Station die konstanten Personen seien. Trotz dieser übereinstimmenden Einschätzungen fanden wir keine für alle Berufsgruppen befriedigenden Modelle der Einflussverteilung in der Alltagspraxis. Die Assistenzärzte fühlten sich oftmals nicht integriert und anerkannt als »Durchreisende« auf dem Weg zum Facharzt. Die Pflegekräfte fühlten sich übergangen, weil sie mit jedem neuen Stationsarzt wieder fachliche Entscheidungen, Kompetenzen und

Handlungsspielräume aushandeln mussten. Die Position der Ärzte war oftmals zu wenig geklärt – leiten sie ein multiprofessionelles Team oder sind sie geachtete Spezialisten, willkommene Gäste, die nicht dauerhaft zum Team gehören?

Befriedigende Arbeit konnte dort entstehen, wo allen Berufsgruppen Verantwortung zugetraut wurde und sie in ihrer Kompetenz gewürdigt wurden. Das bedeutete, den Ärzten trotz ihrer nur vorübergehenden Zugehörigkeit zu den Stationen ein Ankoppeln zu ermöglichen, ohne die Pflegekräfte wieder in die Rolle der Anweisungsempfänger zurückzuversetzen.

Assistenzärzte als Durchreisende

In einer großen psychiatrischen Abteilung eines Allgemeinkrankenhauses gab es sehr konstante Pflegeteams, die bereits mehrere Jahre zusammenarbeiteten, während die jungen Assistenzärzte im Rahmen ihrer Facharztausbildung die Stationen durchliefen. Bei den beobachteten multiprofessionellen Besprechungen führten eher die Pflegedienstmitarbeiter als die Ärzte das Wort. Bei den Interviews beklagten sich beide Seiten. Die Ärzte beschrieben sich selbstkritisch als schlecht organisierte Gruppe. Regelmäßige Treffen der Stationsärzte würden aus den eigenen Reihen oft abgesagt, so dass ihre Zusammenkünfte den Charakter der Beiläufigkeit hätten. Auch von anderen Berufsgruppen und der Leitung habe man das Gefühl, »dass man nicht für wichtig gehalten werde. Es kommt irgendwie immer anders, es ist nie so ganz durchsichtig – man ist eben einer, der so passager auf Station ist«. Die Pflegekräfte ihrerseits fühlten sich in manchen Situationen von den Ärzten in ihrer Kompetenz übergangen. Sie vermuteten gelegentlich hinter Entscheidungen, dass die Ärzte »nur ihre Macht ausspielen« wollten. Die Ärzte dementierten verwundert – sie träfen sowieso keine Entscheidung ohne die Pfleger zu fragen.

Im Gespräch fasste eine Mitarbeiterin die Situation so zusammen:
- Die Stationsärzte kommen nur für begrenzte Zeit auf eine Station,
- dort sind sie im Hinblick auf die medizinische Behandlung wei-

sungsbefugt, das heißt, sie müssen sich Leitungskompetenzen aneignen,
- sie müssen als »vorübergehende Mitarbeiter« ein Stück Anpassung an das schon bestehende, erfahrene Team leisten,
- und das Team muss alle 6–12 Monate einen neuen Teamleiter wohlwollend integrieren.

Deshalb forderten die Mitarbeiter, dass sich die Oberärzte mehr in die Arbeit der Stationen »einklinkten«, und so die Stationsärzte je nach Erfahrung und Fähigkeiten mehr in der Rolle der Lernenden oder der Leitung unterstützten. Für die Stationsärzte waren zudem gezielte Fortbildungen über Teamführung und Leitungskompetenz in Planung.

Die Bezugspflege stärkt die Mitarbeiter in ihrer Verantwortlichkeit
In einem Psychiatrischen Krankenhaus vollzog sich ein Paradigmenwandel vom biomedizinischen zum sozialpsychiatrischen Modell. Das eingeführte Konzept der Bezugspflege hatte häufigere, ausführlichere und persönlich weitergehende Reflexionen über die Haltungen der Mitarbeiter (aller Berufsgruppen) und die Wirkung ihres Handelns den Patienten gegenüber zur Folge.

Grundsätzlich zeigte sich, dass über den Austausch in den Besprechungen hinaus das Konzept der Bezugspflege die Verantwortlichkeit der Mitarbeiter aller Berufsgruppen auf der alltäglichen Handlungsebene stärkt. Patienten werden den Mitarbeitern zugeordnet, die hauptverantwortlich die Belange dieses Patienten verfolgen. Dies bedeutet auch, dass Vorschläge für das Behandlungskonzept, für Entlassung und Ähnliches mit dem Bezugspfleger abgestimmt sein müssen. Eine Mitarbeiterin beschreibt die Alltagsfolgen so: »Jetzt wird auch mal etwas kontrovers zwischen den Berufsgruppen diskutiert und nicht nur angeordnet. Überspitzt gesagt: Früher ging's ja nur ums Verordnen von Medikamenten und den Behandlungsplan.«

Autonomie im Patientenkontakt
Größere Entscheidungsspielräume findet man deutlich gehäuft in den außerklinischen Behandlungskontexten, bei denen medizinische Entscheidungen ausgelagert sind. Ängste, wer wofür im Fall eines Falls Verantwortung zu tragen hat, scheinen dagegen in Kliniken das Handeln der Professionellen bis ins Detail zu bestimmen und verhindern oftmals, dass über größere Entscheidungsspielräume der Pflege und anderer Berufsgruppen nachgedacht wird. Traditionelle Hierarchien oder Entscheidungs- und Handlungskompetenzen neu zu verteilen oder umzuorganisieren, wird dort als unmöglich oder irrelevant verworfen. »Das ist bei uns kein Thema. Bestimmte Entscheidungen müssen die Ärzte treffen, die stehen uns (der Pflege) rechtlich nicht zu, da kommt man hinterher in Teufels Küche und die Ärzte wollen das auch nicht, weil sie ja letztlich dafür den Kopf hinhalten müssen« (Zitat eines Pflegers).

Eine Hypothese zum Umgang mit der Verantwortung ist, dass die Stärkung einer gemeinsamen professionellen und therapeutischen Identität zum Beispiel durch gemeinsame Weiterbildungen die Phantasien über grobe Fehlentscheidungen (z. B. eines Pflegedienstmitarbeiters), die man als rechtsverantwortlicher Arzt dann zu tragen hätte, deutlich vermindern würde. Verbindliche fachlich-therapeutische Konzepte und die Qualifikation dafür machen das Risiko für alle Beteiligten im klinischen Alltag überschaubar und erleichtern das Vertrauen, das für die Verteilung von Verantwortung nötig ist.

Ein ermutigendes Beispiel eines Konsultationsmodells gibt eine österreichische Klinik, die sich 1999 bei der 11. Tagung der »Arbeitsgemeinschaft systemisches Denken im psychiatrischen Alltag« in Hall/Tirol vorstellte:

Das Team als Beratungsforum
Nach einem berufsgruppenübergreifenden Bezugspflegerkonzept ist jeder Mitarbeiter für eine Anzahl von Patienten verantwortlich. Das Team dient als Beratungsforum, die Medikation wird mit den Ärzten abgesprochen. Über Entlassung, Verlegung und so weiter entscheiden im akuten Fall die Bezugspfleger. Sie besprechen ihre

Behandlungsstrategie im Team, sind jedoch zu eigenständigen Entscheidungen ermächtigt. Die Klinik hat sich verbindlich auf diese Strukturen festgelegt, mit der Konsequenz, dass die Verantwortlichen alle Rechtsfolgen mit den behandelnden Mitarbeitern auf allen Hierarchieebenen gemeinsam tragen. Grundlage dafür ist ein umfangreiches Weiterbildungsprogramm für alle Mitarbeiter, das die fachliche Kompetenz der Mitarbeiter vereinheitlicht. Damit werden sie in die Lage versetzt, verantwortlich Entscheidungen zu treffen, und die Letztverantwortlichen können auf dieser Grundlage besser Verantwortung delegieren.

Partizipation in der Organisationsentwicklung
In fast allen besuchten Einrichtungen berichteten die Mitarbeiter von Beteiligungsmöglichkeiten in Projekt- und Arbeitsgruppen. Im Zuge von Qualitätssicherung scheint Mitarbeiterbeteiligung für die Organisationen fast obligat. Manche Einrichtungen verbinden damit wirklich das Ziel, Mitarbeiter aktiv die Einrichtungsgeschicke mitbestimmen zu lassen. Bei einem anderen Teil entstand dagegen der Eindruck, dass mit solchen Maßnahmen etwas abgearbeitet werden müsse, was der Zeitgeist verlangt. Viele Mitarbeiter erleben das nur als lästige Pflicht, weil sie Vorlagen erarbeiten, über die andere dann (häufig doch anders) entschieden oder schon entschieden haben.

Mitarbeiter schätzen die Mitwirkungsmöglichkeiten an der Organisationsentwicklung, solang der Zeit- und Energieaufwand in einer angemessenen Relation zu der professionellen Hauptaufgabe steht. Wichtig ist in diesem Zusammenhang, dass das Interesse der Mitarbeiter an der Mitgestaltung durch die Leitung geworben, nicht verordnet wird. Es ist beobachtbar, dass diejenigen Organisationen vom Ideenreichtum und Engagement ihrer Mitglieder am meisten profitierten, die für die Umsetzung der eingebrachten und entwickelten Ideen Zeitpläne einrichten, in denen sie verarbeitet und umgesetzt werden sollen. Das Aushandeln von Zeitplänen mit den Mitarbeitern scheint einer komplementären Dynamik zwischen dem temporeichen Drängen der Leitung und der stöhnenden Trägheit der Organisationsmitglieder vorzubeugen.

Zwei Beispiele Psychiatrischer Krankenhäuser können diese unterschiedlichen Vorgehensweisen verdeutlichen:

OE als Ausdauertraining im Hamsterlaufrad
In einem Psychiatrischen Krankenhaus führte man seit einigen Jahren nacheinander mehrere Organisationsentwicklungsprozesse durch, die zu einer Sanierung des finanziell angeschlagenen »Betriebs« führen sollten. Zunächst engagierten sich die Mitarbeiter aus Eigeninteresse, um ihre Arbeitsplätze zu sichern. Nachdem mehrere OE-Wellen ohne absehbares Ende vorüber waren, wurde der Unmut immer deutlicher geäußert. »Man wird wohl gefragt, über Dinge nachzudenken, aber dann stellt sich heraus, dass sie längst entschieden waren.« Die Mitarbeiter der Einrichtung erklärten ihre Unlust zu weiteren OE-Projekten so: »Wenn man mit einem Projekt fertig ist, hat sich alles wieder geändert, und was man zuvor erarbeitet hatte, ist gar nicht mehr relevant.«

»Das Umsetzungstempo von OE muss man eher bremsen«
Ein anderes Psychiatrisches Krankenhaus führte einen Umstrukturierungsprozess unter starker Mitarbeiterbeteiligung durch. Eine Projektgruppe erarbeitete unter einer Zielvorgabe die jeweiligen Schritte, gab sie zurück auf die Stationen, setzte sich mit den Feedbacks von dort auseinander und verarbeitete diese. Während des Prozesses wechselten Stationen ihre Aufgaben, ihre Räumlichkeiten und ihre Teamzusammensetzungen. Ein solch grundlegender Umstrukturierungsprozess gelang durch eine konsequente Beteiligung der Mitarbeiter, aber auch dadurch, dass man darauf achtete das Umsetzungstempo der Verfassung der Stationen anzupassen. Die paradox anmutende Aufgabe der Leitung bestand darin, die Seite der Verlangsamung zu vertreten: »Macht nur so schnell, wie es für euch angemessen ist«.

5.3.3 Personalentwicklung – Ressourcennutzung und Kompetenzförderung

Personalentwicklung gehört in den meisten Einrichtungen heute zum Standard. Gerade wegen des Bemühens um fachliche Qualität und die Anerkennung der Nutzer setzen die meisten Organisationen bewusst auf das »Mitarbeiterpotenzial«. Ein großer Teil der besuchten Personalabteilungen sieht den Schwerpunkt im Bereich interner und externer Fort- und Weiterbildungen, der Organisation interner Veranstaltungen und der Bereitstellung von Supervision. Einige Einrichtungen betonen die Personal-*Entwicklung* und nutzen dafür möglichst kreative Ansätze: die Gründung berufsbezogener Projektgruppen, die ihre fachlichen Standards überarbeiten, Jobrotationen innerhalb der Einrichtung, oder sie nutzen besondere Fähigkeiten und Kompetenzen ihrer Mitarbeiter, die ihre berufliche Qualifikation ergänzt. Personalentwicklung kann eine weitergehende Bedeutung für die Organisationsentwicklung einer Einrichtung erhalten, wenn sie unter dem Stichwort Wissensmanagement eher die vorhandenen Ressourcen hervorholt und in optimaler – eventuell auch unkonventioneller – Weise zum Einsatz bringt, anstatt sich auf die Verwaltung bestimmter Kompetenzen in festgelegten Funktionen zu beschränken.

Jobrotation in einer Psychiatrischen Abteilung
In der Psychiatrischen Abteilung eines Allgemeinkrankenhauses führte man eine Jobrotation zwischen zwei allgemeinpsychiatrischen Stationen, einer Station für Abhängigkeitserkrankungen und der Tagesklinik ein. Auf diesen Stationen arbeiten die Mitarbeiter zum Teil schon mehrere Jahre und sind auf »ihr Konzept eingeschworen«. Zunächst sah das Jobrotationmodell vor, dass jeweils ein Stationsmitarbeiter nach freiwilliger Meldung für sechs Monate auf einer anderen Station arbeiten sollte. Nach deutlichem Widerstand bei den Mitarbeitern gegen diesen aus ihrer Sicht zu langen Zeitraum, verkürzte man die Dauer auf drei Monate. Nach einem ersten »Versuchsdurchgang« war die Akzeptanz erheblich gestiegen. Der Blick in andere Stationen sei durchaus bereichernd,

man sehe nicht nur, was die anderen »eigentlich so machen«, sondern bekomme auch noch Anregungen für die eigene Arbeit. Der Zeitrahmen wurde aber einhellig als zu kurz geschildert. Zum Teil blieben wegen des Schichtdienstes, wegen Urlaubs oder Krankheit nur wenige Wochen, um eine Station kennen zu lernen und sich einzuarbeiten. Nach der ersten Erprobung wurde mit Zustimmung der Mitarbeiter eine Fortsetzung der Jobrotation im sechsmonatigen Turnus beschlossen.

Training-on-the-Job
In einer Kinder- und Jugendpsychiatrie diente die Life-Supervision bei Familiengesprächen als »Training on the Job«. Dieses Prinzip wurde gleichzeitig für die Einarbeitung neuer Kollegen und als Training für die »alten Hasen« genutzt. Die Therapeuten üben in der Praxis systemische Methoden, experimentieren mit neuen Ideen und lernen von den Kollegen. Rückmeldungen und Anregungen konnten gleich für die nächste Gesprächssequenz eingesetzt werden. Es wird offen darüber gesprochen, dass die Life-Supervision als ein Kontrollinstrument über die systemische Therapiekompetenz der Mitarbeiter genutzt wird. Auf diese Weise versucht man für Wachstums- und Entwicklungsmöglichkeiten der Mitarbeiter zu sorgen und fordert gleichzeitig eine fachliche Norm ein. Auch das Team setzt sein Training-on-the-Job fort, indem es sich der gleichen Instrumente wie in der Therapie bedient: Skalierungsfragen, Reframing, Wunderfrage und andere. Dadurch entsteht zusätzlich ein Weiterbildungseffekt, weil Mitarbeiter im Alltag mit den Methoden vertraut wurden. Viele der therapeutischen Mitarbeiter entscheiden sich für eine externe systemische Weiterbildung, wenn sie die Arbeit mit systemischen Methoden kennen gelernt und als nützlich erfahren haben.

Nutzung und Förderung von Fähigkeiten und Ressourcen
»Wer eine Idee hat und sich für deren Umsetzung engagieren will, kann sie verwirklichen.« Nach diesem Grundsatz vereinbarte man in einer Kinder- und Jugendpsychiatrie mit einer Sozialpädagogin, die sehr gut reiten konnte, dass sie die Reittherapie in der Klinik

einführen und leiten sollte. Eine Pflegedienstmitarbeiterin engagierte sich für den Unterricht der Kinder der Tagesklinik. Ihr wurde die Koordination des externen Schulunterrichts übertragen und sie konnte selbst einige Lernhilfeangebote machen. Der Chefarzt meinte dazu: »Die Leitung muss nicht alle Kompetenzen innehaben. Mitarbeiter müssen das Gefühl haben, ihre Kompetenzen einsetzen zu dürfen, ohne zu befürchten, mit dem Leiter in Konkurrenz zu treten. Enge Zusammenarbeit, Rücksprache, Transparenz und Information geben Sicherheit für die Mitarbeiter und für die Leitung.«

Kann eine »starke Pflege« die Therapeuten den Job kosten?
Wenn die Grenzen zwischen den Tätigkeiten der einzelnen Berufsgruppen aufweichen, befürchten manche eine bedrohliche Verwischung der Kompetenzen. In einem Psychiatrischen Krankenhaus forderte der Chefarzt, er wolle eine »starke Pflege im multiprofessionellen Team«. Am deutlichsten sprachen die therapeutischen Berufsgruppen ihre Besorgnis aus, dass vielleicht Psychologen, Sozialarbeiter, Musik-, Ergo- oder Sporttherapeuten mittelfristig durch preisgünstigere Therapeuten mit Pflegeausbildung ersetzt werden könnten. Die Pflege war ebenfalls skeptisch, weil sie eine völlige Überlastung befürchtete. »Wenn wir nicht nur die allgemeine Pflege, sondern auch noch Gruppenangebote zu machen haben, wie sollen wir das alles bewältigen?« Andererseits war die Aufwertung der Pflege für manche Mitarbeiter verlockend, wenn man daran dachte, Tätigkeiten zu übernehmen, die mehr den eigenen Neigungen entsprechen könnten. In vielen klinischen Einrichtungen schienen Psychologen und Sozialarbeiter in Zeiten der Rationalisierung und der knappen Mittel auf einem dünnen Ast zu sitzen. Aus ihrer Sicht erfährt die Pflege durch die Einführung multiprofessioneller Teams und der Bezugspflege eine Würdigung und Aufwertung ihrer Arbeit. Die ärztlichen Funktionen werden durch eine inzwischen häufiger praktizierte Erweiterung des Stellenplans für Oberärzte gestärkt. Ärzte seien effektiver, sie könnten Funktionen erfüllen, die bislang Psychologen innehatten (wie therapeutische Gespräche, therapeutische Gruppen usw.) und zudem alle

ärztlichen Aufgaben übernehmen (wie Aufnahmen, Verordnungen oder Zwangsmaßnahmen), was Psychologen in Leitungsfunktionen nicht dürften. Die Psychologen sehen sich in mehreren Einrichtungen als Verlierer eines Entwicklungsprozesses, bei dem sie schlimmstenfalls im »Outsourcing-Programm« landen könnten.

Gemischte Therapeutenteams sorgen für Flexibilität und Neutralität.
Therapeutische Mitarbeiter einer psychiatrischen Klinik bilden quer zu ihren Abteilungen Dreier-Teams, die für die Durchführung von Familientherapien in ihrer Klinik angefordert werden konnten. Zu diesem Zweck und für diese Aufgabe lösten sie sich aus ihrem Teams und aus ihrer Station und wurden ein neues therapeutisches Kleinteam. Als eine Bereicherung wurde die gemischte Zusammenarbeit mit Kollegen anderer Abteilungen und Stationen gesehen und die Therapeuten hatten durch die Lösung aus ihren Teams mehr Neutralität als Behandler gegenüber den Patienten.

Förderung interkultureller Kommunikation
Eine besondere Anforderung an Personalentwicklung stellt die Förderung interkultureller Kommunikation in der psychiatrischen Arbeit dar, deren Bedarf stetig wächst. Es werden häufiger Migranten in die Einrichtungen aufgenommen. Interkulturelle Kommunikation gilt als eine wesentliche Mitarbeiterkompetenz in einem zeitgemäßen sozialpsychiatrischen Versorgungssystem.

Zur Förderung der interkulturellen Kommunikation wurden daher von Mitarbeitern einer großen psychiatrischen Klinik (Oesterreich 2000) verschiedene Maßnahmen vorgeschlagen:

Ganz basal wurde zunächst eine Sensibilisierung, aber auch konkretes Wissen des Personals über kulturelle Unterschiede hergestellt, denn es war aus der Erfahrung klar geworden, dass ein anderes Gesundheits- und Krankheitsverständnis, andere Rollenverteilungen und so weiter für die Patienten und deren Familien eine andere Wirklichkeit erzeugten und so manche gut gemeinte Intervention völlig ins Leere lief. Dolmetscher wurden bei Therapiegesprächen mit Menschen aus anderen Kulturen eingesetzt und möglichst auch qualifiziert. Schließlich strebte die Klinikleitung die Veränderung der Strukturen in der Einrichtung an, indem man nach und nach die Zusammensetzung des Personals anpasste, so dass die Nationalitäten möglichst immer entsprechend den Verhältnissen in der Gesamtbevölkerung vertreten sein sollten. Dazu legte man kontinuierlich und langfristig Aus- und Weiterbildungen für diese Zielgruppen fest.

5.3.4 Reflexions-Settings: Supervision, Teamberatung, Coaching

Die Möglichkeiten verschiedener Reflexions-Settings findet man in psychiatrischen Einrichtungen fast ausnahmslos. Zum Standard gehört das Angebot der Supervision für die Arbeitsteams. Dies wird in unterschiedlicher Weise realisiert. In manchen Einrichtungen ist Supervision ein Teil der fachlichen Qualitätssicherung und daher obligat. Ein Muss erzeugt häufig eher eine ablehnende Haltung als ein Kann. In anderen Häusern können aus wirtschaftlichen Erwägungen heraus Stationen jeweils nur im Wechsel beispielsweise in einem 2-Jahres-Rhythmus Supervision in Anspruch nehmen. Dort gibt es sowohl Teams, die diese Unterbrechung begrüßen, sozusagen als eine Auszeit von Dauersupervision, andere schätzen ausdrücklich die Zeiten, in denen sie »dran« seien, und bedauerten die Pausen. Teamberatung wurde in keiner der Einrichtungen in Anspruch genommen. Auch das Coaching führt noch ein eher unbeachtetes Dasein.

Grundsätzlich gibt es in den Einrichtungen eine ganze Reihe von Reflexions-Settings, wie zum Beispiel die Life-Supervision, die im Abschnitt »Personalentwicklung« beschrieben ist, oder die Reflexion der Arbeitsprozesse, die im Rahmen der Qualitätssicherung genutzt werden. Besseren Nutzen haben die Beteiligten meistens davon, wenn die Maßnahmen nicht obligat, sondern optional waren.

5.3.5 Leitungskultur – Anregen und Anordnen

Eine systemische Leitungskultur scheint nicht so recht auf die Beine zu kommen. In vielen Einrichtungen wünscht man sich eine klarere Leitung, die Pläne und Ideen so kommuniziert, dass sie für Mitarbeiter einschätzbar wird. Mitarbeiter in Einrichtungen mit traditionellen Hierarchien wünschen sich mehr offene Auseinandersetzungs- und Einflussmöglichkeiten *während* der Entscheidungsprozesse, nicht erst danach, wenn die Ergebnisse bekannt gegeben werden.

Manche Leiter dokumentieren ihre systemische Haltung, indem sie der Selbststeuerung vertrauen, viel anregen, aber wenig anordnen, und die Idee, Kontrolle auszuüben, ganz ausschließen. Solch ein passiver Leitungsstil erzeugt allerdings bei den Mitarbeitern und bei manchen Leitern Unzufriedenheit: Entscheidungen »zögen sich«, alle scheinen bei allem mitzureden, wobei unklar bleibt, wer die letzte Entscheidung trifft.

Die Frage des Leitens ist die Frage von Verhaltens- und/oder Rahmensteuerung, anders gesagt: An welchen Stellen wird *gesagt, wie etwas getan werden soll*, und an welchen Stellen werden im Rahmen einer Zielvorgabe *die Beteiligten nach ihren Ideen und Vorschlägen gefragt*. Müssen sich Leitungskräfte zwischen Selbstorganisation und Steuerung entscheiden, wenn es darum geht, wie man systemisches Arbeiten in der eigenen Klinik etabliert? Systemisches Leiten heißt zum einen Strukturen in den Kliniken zu schaffen, die systemisches Arbeiten im Sinn flacher Hierarchien, Berufsgruppen übergreifender Verteilung breiter und vor allem klar abgegrenzter Entscheidungsverantwortung begünstigen. Zum anderen heißt es aber auch Verbindlichkeiten zu schaffen und klare Aussagen in Bezug auf das Leitbild und die therapeutische Ausrichtung der Klinik zu treffen, an der sich Mitarbeiter orientieren, aber durchaus auch reiben können.

An zwei Beispielen seien avancierte Leitungskulturen beschrieben.

Der Leiter als Mitgestalter
In einem Sozialpsychiatrischen Dienst wurde Projektarbeit zum zentralen Entwicklungsprinzip systemischen Arbeitens. Der Leiter begriff sich dabei als Koordinator für eine permanente Prozessreflexion. Er beschrieb Leitung als »Management of Meanings«, in einer sich entwickelnden Kultur, in der der Leiter sich mitentwickelt. Zunächst orientierte sich das Gesamtteam, welche Ansätze für die eigene Arbeit passend seien. »Systemische Ansätze erwiesen sich als nützlich, unter anderem weil sie sich konkret auf die Beratung von Menschen mit psychiatrischen Problemen bezogen.« Nach dieser konzeptionellen Entscheidung engagierte man für zwei Jahre einen systemischen Supervisor und begann mit einer Evaluation der eigenen Arbeit, die der Leiter zur Veröffentlichung brachte (Armbruster 1998).

Später setzte man die Supervision ohne Supervisor mit systemischen Methoden im »Do-it-yourself-Verfahren« fort. Ein positives Feedback aus den evaluierten Arbeitsergebnissen spornte an, mehr davon zu tun. Die Mehrzahl der Mitarbeiter begann eine systemische Weiterbildung. Im Rahmen der Projektarbeit wurden die Mitarbeiter kontinuierlich in die Planungen und Projekte einbezogen, und sie konnten so selbst spezifische Anliegen einbringen, mitbestimmen und mitentwickeln.

Für dieses Team schien der beschriebene Wechselprozess aus Selbststeuerung durch die Mitarbeiter und eher informeller »Fremdsteuerung« durch den Leiter, der sich zugleich als Teammitglied begriff, wesentlicher Entwicklungsmotor. Bedingungen zum Gelingen des Prozesses scheinen zu sein:
- Eine unforcierte Ausbreitung systemischen Denkens. Aus dem Interesse Einzelner an systemischen Therapie- und Beratungsansätzen wird eine Kompetenz, die innerhalb der Teams nach und nach eine große Verbreitung findet.
- Leitung als Management of Meanings. Das Leitungsteam dient weniger dazu, Entscheidungen zu treffen, als vielmehr dazu, Planung, Entscheidungen und Reflexionsprozesse partizipativ so zu gestalten, dass die jeweils interessierten und betroffenen Kollegen auf angemessene Art und Weise beteiligt werden.

- Systemische Therapie als Teamkultur und Nachwuchsförderung. Systemische Methoden wie eine gemeinsame Praxisreflexion, Arbeit mit Genogrammen, Hypothesenbildung, Reflecting team, Skulpturen und so weiter werden im Team-Alltag zu einem Training-on-the-Job für Mitarbeiter, die sich mit systemischen Sichtweisen neu auseinanderzusetzen beginnen.

Leiter als Gestalter – »Systemiker, die zu Leitern werden, haben ein anderes Leitungsselbstverständnis als Leiter, die zu Systemikern werden«
Eine Kinder- und Jugendpsychiatrie berichtete von ihrer Aufbauphase vor sechs Jahren: Per Stellenausschreibung wurden Mitarbeiter »zum Aufbau einer systemischen Kinder- und Jugendpsychiatrie« gesucht. Ein Konzept sollte verwirklicht werden mit dem Vorteil, dass man keine »Altlasten« in Form einer Organisationsgeschichte, traditionsreicher Arbeitsstile oder Ähnlichem übernahm. Viele Ideen entstanden aus dem gemeinsamen Tun, aus den Erfahrungen entwickelte sich ein Konzept, dessen grobe Richtung vom neuen Leiter festgelegt war.

Der Leiter sah eine seiner wichtigsten Anfangsaufgaben darin, eine gute Struktur aufzubauen, um eine nicht zu verzweigte, möglichst flache, für die Beteiligten durchschaubare Hierarchie herzustellen. Sein Leitungsteam bestand aus den Leitern vorhandener Berufsgruppen, wie Ärzten, Pflegedienstmitarbeitern, Psychologen, Sozialarbeitern und den so genannten Nonverbalen Therapeuten. Diese konnten die Interessen ihrer Berufsgruppe in das Leitungsteam einbringen und ebenso die »Betriebsinteressen« der Klinik in ihre Berufsgruppe und die Teams vermitteln.

Als Leitungsgrundsatz ließe sich ableiten, die Kompetenzen bei allen Mitarbeitern auf allen hierarchischen und beruflichen Ebenen zu aktivieren. Einerseits wird eine möglichst große Autonomie in der Arbeitsweise angeboten, andererseits aber auch ein hohes Maß an Transparenz erwartet. Dazu gibt es eine umfangreiche Reflexionskultur in Form verschiedener Settings wie Stationsfallbesprechungen, Teamsupervision oder Life-Supervisionen mit einem Reflecting Team aus Kollegen.

Als wichtigen atmosphärischen Baustein beim Aufbau eines systemischen Gesamtkonzepts sieht der Leiter das Vermitteln von Sicherheit, da die Unsicherheit über das Fortbestehen einer Einrichtung, heraufbeschworene oder akute existenzielle Bedrohungen, angeordnete Schrumpfungsprozesse häufig die Ideen über konzeptionelle Fragen in den Hintergrund treten lassen. Die Lust an Konzeptentwicklung, am Experimentieren mit ungewohnten systemischen Interventionen, an Transparenz und Feedback bekommt erst dann Entwicklungschancen, wenn Mitarbeiter sich in ihrer Arbeit sicher fühlen.

5.3.6 Feedback zwischen Leitungskräften und Mitarbeitern

Das Feedback zwischen Leitungskräften und Mitarbeitern findet nicht überall statt. Leiter geben Mitarbeitern meist direkte Rückmeldungen, die Mitarbeiter den Leitern – wenn überhaupt – eher auf einem informellen Weg. In vielen Einrichtungen sind regelmäßige Mitarbeitergespräche üblich, bei denen Mitarbeiter anfangs häufiger, später meist nur noch, wenn es um Beförderungen geht, eine Rückmeldung der Leitung erhalten.

Begeistert nahmen einige Einrichtungen die Idee ritualisierter Leitungsfeedbacks auf. Sie wollen gerne die Rückmeldungen ihrer Mitarbeiter als Chance zur Entwicklung nutzen und darüber in einen Dialog treten. Zwei Einrichtungen planen konkret einen Fragebogen einzusetzen, mit dem Mitarbeiter anonymisiert ihre Rückmeldung geben können.

Wenn die Hierarchien nicht sehr ausgeprägt sind und eine enge Alltagszusammenarbeit besteht, scheint das gegenseitige Feedback leichter zu sein. Die Auswirkungen sind dann in der Regel greifbarer und direkter.

In verschiedenen Einrichtungen entwickeln sich oft unbemerkt Rituale, einrichtungsspezifische Vorgehensweisen, wie man der Leitung ein Feedback geben kann.

Rückmeldungen beim Mittagstisch
In einer Psychiatrischen Klinik berichteten die Mitarbeiter über ihre Rückmeldungsrituale. »Wenn man unserem Chef etwas sagen will, muss man sehen, dass man mit ihm zum Mittagessen geht. Beim Essen kann man dann das Thema anschneiden. Das ist so üblich. Wenn man mit ihm zu zweit am Tisch sitzt, setzen sich andere gar nicht dazu. Neue müssen erst lernen, sich zu trauen, die denken oft, sie stören den Chef beim Essen.«

Feedback mit Termin
In einer anderen Klinik gab es solche informellen Wege nicht. Mitarbeiter mussten sich für eine Rückmeldung einen Termin holen. Das geschah eher selten, denn die Hürde, ein Feedback zu geben, war damit ziemlich hoch.

Feedback in kleinen Teams
In mehreren Sozialpsychiatrischen Diensten, wie Wohnheimen, Tageskliniken, Arbeitsstätten, gaben die Mitarbeiter während der gemeinsamen Besprechungen im kontinuierlichen Verlauf Rückmeldung an die Leiter und bekamen auch Feedback.

5.3.7 Interne Informationspolitik – Transparenz und Dialogangebote

Das Thema Informationspolitik ist überall aktuell. Ein mittleres Maß an Informationstransparenz scheint unter den Mitarbeitern am ehesten für Zufriedenheit zu sorgen. Wichtig scheint dabei, dass auch der proklamierte Anspruch für Transparenz auf einem mittleren Niveau bleibt. Wer es schafft, ein gelassenes Klima gegenüber der Unmöglichkeit vollständiger und unmissverständlicher Informationsübermittlung zu etablieren, hat gute Chancen, viele Informationen effektiv an die Mitarbeiter weiterzugeben. Häufig scheint die Befürchtung, Wichtiges würde einem vorenthalten, zum Aufblühen von Gerüchteküchen beizutragen, die die Aufmerksamkeit manchmal gerade vom begehrten Informationsfluss ablenken. Der Verbesserungsversuche führen häufig direkt zu der Frage, wie man Hol- und Bringschuld bei der Informationsverteilung so ausbalancieren kann, dass die Mitarbeiter an den Informationen interessiert bleiben und der Zweck, Transparenz zu schaffen, erfüllt wird, ohne wiederum durch Informationsüberflutung irrelevant zu werden.

Das Gefühl, hinreichend informiert zu sein, scheint in keiner Weise mit der Fülle zirkulierender Informationen zusammenzuhängen. Im Gegenteil: Je größer der Informationsanspruch auf allen Seiten ist, umso häufiger entsteht das Gefühl, »irgendetwas wird mir/uns schon wieder vorenthalten«. Das trifft häufiger auf große, unübersichtliche Einrichtungen und auf solche mit verbreiteter institutioneller Paranoia zu. Hoher, unbefriedigter Informationsanspruch weist oft auf eine basale Verunsicherung darüber hin, in der Einrichtung »sicher einen Platz zu haben«. In kleinen Einrichtungen werden Informationen meist informell weitergegeben und werden deshalb seltener ein Thema.

Eine (unvollständige) Wahrnehmungs-Typologie von Mitarbeitern: Im Blick auf die Rezeption und Bewertung von Informationspolitik sei abschließend eine kleine Mitarbeitertypologie angeboten:

- Der Misstrauische: Man wird über wichtige Dinge nicht informiert oder erst zu einem Zeitpunkt, zu dem alles »gelaufen ist«, so dass man keinen Einfluss mehr darauf nehmen kann.
- Der Überbeanspruchte: Man wird über alles informiert, man muss sogar abzeichnen, dass man es gelesen hat, das raubt einem Zeit für die eigentliche Arbeit am Patienten und man kann sowieso nicht bei allem mitreden.
- Der Gelassene: Man bekommt nicht alle Informationen, aber das ist auch ganz gut so, dann muss man sich nicht mit allem auseinander setzen.

5.4 Umweltbeziehungen

Ein letzter Schwerpunkt der Reflexionsliste sind die Beziehungen der psychiatrischen Organisation zu ihrer externen Umwelt – also zu anderen psychiatrischen, medizinischen und sozialen Organisationen, zu den Krankenkassen, zur lokalen Politik und Öffentlichkeit.

5.4.1 Externes Feedback – Wenn man Patienten und andere Nutzer um ihre Meinung fragt

Im Rahmen moderner Kundenorientierungsphilosophien gibt es eine Fülle von Befragungen. Einrichtungen, die abbauen und verkleinern müssen, die um ihre Existenz fürchten, greifen dieses Instrumentarium stärker auf als diejenigen, die im Aufbau begriffen sind, expandieren oder fest im Sattel sitzen. Einladungen zum Feedback an die Umwelt sind hauptsächlich für jene Einrichtungen von Nutzen, die im Hinblick auf ihre zukunftsrelevanten Entscheidungen verunsichert sind. Die reflexive Betrachtung eigener Arbeitsweisen und vor allem deren Wirkung auf andere gibt Auskunft, welche Stärken andere entdecken, welche Wünsche unbefriedigt bleiben, was ausbaufähig oder bewahrenswert ist. Niedergelassene Ärzte und andere Kooperationspartner können als eine Art kostenloser Qualitätssicherung genutzt werden. Ein Problem bleibt die Vielzahl an Kunden: Kostenträger, Patienten, Angehörige, Überweiser und eventuell noch andere. Ergebnisse und Rücklaufquoten von Befragungen hängen sehr vom Verhältnis der Befragten zur Klinik ab. Einige Beispiele erläutern die Möglichkeiten externen Feedbacks.

Nutzerbefragung in der Region – Regionale
Versorgungsqualität aus Patientensicht
Welchen Nutzen haben eigentlich Patientenbefragungen? Diese Frage stellte sich eine psychiatrische Klinik, denn es war bekannt, dass bei der Zufriedenheitsbewertung von Dienstleistungen eine

Zustimmung von 70 Prozent der Befragten nicht ungewöhnlich ist. Andererseits hatte man aus der Erfahrung anderer Einrichtungen gelernt, dass diese Tendenz positiver Bewertung dazu führen konnte, aus den Benotungsunterschieden zwischen »sehr gut« und »gut« versteckte Kritik herauszulesen, die die Nutzer gemeint haben könnten. Daher entschloss man sich zu einer vergleichenden Nutzerbefragung. Mehrere psychiatrische Einrichtungen führten jährliche Nutzerbefragungen durch, um festzustellen, wie die regionale Versorgungsqualität aus der Sicht der Patienten sei. Man wollte damit gemeinsam ermitteln, wie die Angebote zum Hilfebedarf passten. Die Ergebnisse wurden bei allen Einrichtungen veröffentlicht. Das erzeugte eine produktive Konkurrenz, Mitarbeiter diskutierten die eigenen Ergebnisse, aber auch die der anderen und deren Grundlagen.

Durch ein solches Vorgehen entsteht für alle beteiligten Einrichtungen die Möglichkeit, sich einzuordnen, wie ihr eigenes Angebot im regionalen Versorgungskonzept gesehen wird. Gleichzeitig entsteht Transparenz zwischen den Einrichtungen, die für die regionale Kooperation förderlich sein kann.

Telefoninterviews mit Zuweisern und Nutzern
Eine Tagesklinik führte eine telefonische Zuweiser- und Nutzer-Befragung durch: Wie effektiv finden die Nutzer die Behandlung und welche Bedingungen sind eher günstig oder eher ungünstig?

Ein Ziel der Zuweiser-Befragung war, bei den Zuweisern eine positive Assoziation mit der Einrichtung zu erreichen und zudem konstruktive Kritik zu bekommen. Aus den Ergebnissen setzte man einige Anregungen um. Zum einen ließ man den niedergelassenen Ärzte Aufnahmeanzeigen »ihrer Patienten« zukommen, zum anderen traf man telefonisch Absprachen zur Verkürzung der Wartezeit zwischen Aufnahmewunsch und tatsächlicher Aufnahme.

5.4.2 Regionales Fallmanagement

Die einzelfallbezogene Kooperation mehrerer gemeindepsychiatrischer Dienste ist in den Einrichtungen noch nicht die Regel. An einigen Orten bemühen sich verschiedene Dienste um ein koordiniertes Zusammenwirken, für Patienten auf dem Weg zu einem selbständigen und von Institutionen möglichst unabhängigen Leben flexible bedürfnisorientierte Hilfen anzubieten. Soweit die Ansprüche zeitgemäßer psychiatrischer Hilfen. Im psychiatrischen Alltag gibt es immer noch eine Vielzahl von Einzelfällen, die ihre Wanderung durch die Institutionen unkoordiniert fortsetzen, weil Fallmanagement für die Einrichtungen aufwändig ist und in der internen Zusammenarbeit Probleme aufwirft.

Ein Case-Manager für alle Fälle
In einem Psychosozialen Trägerverein führte man das Case-Management ein. Ein Case-Manager hat die Aufgabe, für einen Patienten alle Hilfen zu überblicken und für deren Abstimmung aufeinander zu sorgen. Das kann zum Beispiel die Alltagsbegleitung beim Einkaufen, Kochen und Sauberhalten in einer eigenen Wohnung sein, ebenso Therapiegespräche bei einem niedergelassenen Therapeuten oder ein beschützter Arbeitsplatz. Oftmals erreichen Hilfen, die gar nicht primär auf therapeutische Veränderungen abzielen, eine Wirkung, weil die verschiedenen Aspekte der Verbundhilfe zusammen eine therapeutische Intervention ergeben. Wenn sich die benötigten Hilfen ändern, muss der Betroffene nicht jedesmal in eine andere Einrichtung wechseln. Innerhalb der Einrichtung wirft das Case-Management ganz basale Probleme auf. Im Wohnheim der Einrichtung muss ein regelmäßiger Dienst gewährleistet sein, den die multipel beschäftigten Case-Manager erst neu koordinieren müssen.

Positive Beispiele gibt es dort, wo man im kleinen Stil Vernetzungen aufbaut, von denen beide Seiten wirklich profitieren und diesen Profit ohne den jeweils anderen nicht erzielen würden.

5.4.3 Netzwerkvereinbarungen – Gemeinsames Überleben

Viele Einrichtungen arbeiten bereits in einer losen Vernetzung mit anderen, komplementären Diensten zusammen. Einige große Krankenhäuser vernetzen sich zwangsläufig über gemeinsame Träger. Eine Netzwerkökologie, bei der sich verschiedene Einrichtungen für ein gemeinsames Überleben unterstützen, nicht miteinander konkurrieren oder sich gegenseitig einverleiben, entsteht eher im Kleinen. Die allgemeinen Finanz- und Überlebensnöte mancher Einrichtungen begünstigen diese vorsichtige Annäherung an solche Modelle, wobei die Fragen von Machtverteilung, Abhängigkeit und Vorteilsnahme sehr präsent ist.

Eine gemeinsame Nachsorgeambulanz
Eine Psychiatrische Abteilung plant mit einer Reihe niedergelassener Nervenärzte in ihrer Umgebung eine Nachsorgeambulanz, in der die Gespräche geführt werden, für die die Niedergelassenen keine Kapazitäten haben.

Gründung einer gemeinsamen Spezialabteilung
Zwei Kliniken in räumlicher Nähe, die für die gleiche, inzwischen schwindende Klientel zuständig waren, gründeten gemeinsam eine Spezialabteilung zur Behandlung von Schlaganfallpatienten. Die eine Klinik stellt die Räume, die andere einen Teil des Personals. Gemeinsam kooperiert man mit externen Berufsgruppen zur Versorgung der Patienten und finanziert Spezialgeräte.

Die Institutionalisierung der »externen« Familientherapie
In Psychiatrischen Krankenhäusern werden häufig Zeit- und Personalmangel sowie mangelnde Qualifikation der Mitarbeiter als Argumente vorgebracht, warum man Familientherapie für gut hält, sie aber dennoch nicht praktiziert.

In einem Psychiatrischen Krankenhaus übernehmen daher externe Familientherapeuten die »Familientherapie nach Bedarf«. Man vereinbart mit niedergelassenen Familientherapeuten, dass sie diese Gespräche gegen Honorar übernehmen. Das hat zwei Vorteile: Zum einen sind sie als Externe neutral gegenüber klinikbedingten Überlastungen, Konflikten und Ähnlichem, zum anderen sind sie mit der Klinikstruktur vertraut und können schnell ankoppeln. Patienten und deren Angehörige erhalten bei Bedarf familientherapeutische Gespräche im Rahmen der Klinik, die sie auch danach fortsetzen können.

5.5 Kritische Punkte, an denen weiterzuarbeiten lohnt

Kundenorientierung, Ressourcenorientierung und Ansätze einer systematisch betriebenen Organisationsentwicklung haben sich in den von uns beobachteten Einrichtungen überraschend umfangreich verbreitet. »Kritische Punkte«, an denen es weiterzuarbeiten gilt, sind:
- Eine systemisch qualifizierte Familien- und Angehörigenberatung jenseits der »Information über Krankheit und Behandlung« scheint auch in Einrichtungen mit systemisch vorgebildeten Leitungskräften weniger verbreitet als erwartet, aber insbesondere von den Angehörigen stark gewünscht. Hier sind unseres Erachtens bessere Bedingungen zu entwickeln, insbesondere für die Finanzierung von Familienberatung/Therapie als Leistungsmodul, für hausinterne Arbeitsleitlinien (mit wem in welchen Situationen wie sprechen) und für mehr Mitarbeitertraining und Supervision auch vor Ort.
- Die Hierarchie-Regeln in den Kliniken, vor allem solche, die die ärztliche Leitung auf Stations- und Bereichsebene betreffen, scheinen widersprüchlich und veraltet. Darin bekommen die Assistenzärzte eine extrem widersprüchliche Position – sie haben ganz viel und ganz wenig zu sagen, sind sehr wichtig und gänzlich unwichtig. Es steht an zu klären, ob sie in schneller Stationsrotation als hochqualifizierter kurzzeitiger Besucher Spezialistendienste einbringen sollen, oder ob sie die Tätigkeit multiprofessioneller Teams insgesamt leiten sollen.
- Organisationsentwicklung sollte nach anfänglichen Begeisterungs- sowie Versuchs- und Irrtumsphasen vermehrt selbst

wieder »schlank« werden: Sie sollte die Mitarbeiter nicht zu sehr von ihrer eigentlichen fachlichen Arbeit abhalten, sie sollte ein Übermaß an »OE-Sprache« und an Informationsüberflutung vermeiden, ihr Tempo sollte die Mitarbeiter nicht überfordern.
- Systemisch ausgebildete Leiter sollten nicht nur verstören, anregen, irritieren, sondern auch klarer sagen, wohin und wie genau es ihrer Meinung nach in der Einrichtung gehen sollte. Das betrifft insbesondere die konsequente Einführung systemischer Therapie und Beratung in der Patientenversorgung.

6 Was wir »nebenbei« noch alles gelernt haben

Neben den methodischen Erfahrungen mit den »Besuchen mit der Reflexionsliste« sowie den Befragungen sowie unseren »Stand-der-Kunst« Beobachtungen zur systemischen Therapiepraxis in psychiatrischen Einrichtungen machten wir eine ganze Reihe weiterer interessanter Lernerfahrungen, die wir nun kurz zusammengefasst beschreiben.

6.1 Wie gelingt Organisationsentwicklung?

Unsere Besuche in den psychiatrischen Einrichtungen verschafften uns einige »Einsichten«, die relativ trivial klingen mögen, gegen die aber relativ oft verstoßen wird. Unser Eindruck war, dass einige sehr schlichte materielle, emotionale und informationelle Bedingungen Voraussetzung dafür sind, dass komplexere OE-Maßnahmen mittelfristig tatsächlich gut wirken können.

Sicherheit und Anerkennung. Mitarbeiter, die man behalten und für die Weiterentwicklung der Organisation motivieren will, benötigen offensichtlich eine verbindliche und sichere Aussage über die Zukunft ihres Arbeitsplatzes und eine Anerkennung für ihre Arbeitsleistung. Auf der Basis affektiver Sicherheit kann engagierte systemische Organisationsentwicklung entstehen. Wo wir die Mitarbeiter verunsichert über ihre individuelle Betriebsperspektive oder aber über die ihnen entgegengebrachte Wertschätzung antrafen, schienen alle formalisierten und gut konzeptionierten OE-Handwerkszeuge vergleichsweise nutzlos.

Die fachlich-inhaltlichen Aspekte sollten im Vordergrund stehen.

Argumente zur Notwendigkeit von Organisationsentwicklung sollten sich – zumindest in psychiatrischen Einrichtungen – zugleich auf die Arbeitsinhalte *und* die Wirtschaftlichkeit beziehen, nicht ausschließlich auf wirtschaftliche Aspekte. Gute Beispiele dafür sind die zusätzliche Nutzung therapeutischer Instrumente wie Therapiezielplanung oder Betreuungsbilanzgespräche, die in erster Linie einen einleuchtenden Nutzen für Behandler und Patienten/Klienten erbringen, für die formale Qualitätsdokumentation. Wenn betriebswirtschaftliche Einsparargumente allzu Angst erzeugend und verunsichernd eingesetzt werden, sinkt die Motivation von Mitarbeitern zur aktiven und vor allem zur kreativen Mitarbeit. In diesem Sinn sollte auch eine aufgeblähte Projekt- und Arbeitsgruppenkultur verschlankt werden und der Zeitaufwand so gewählt werden, dass er mit der Arbeit der Einrichtung noch verträglich ist. OE soll die Arbeit leichter machen, nicht anstrengender oder entmutigend. Wenn spezielle OE-Aktivitäten begonnen werden (Zukunftswerkstätten, Planungsgruppen oder Zielgruppenbefragungen), sollten sie im Vorhinein mit klaren Vereinbarungen darüber angelegt sein, in welcher Weise die Ergebnisse hinterher konkret umgesetzt werden können und sollen.

Unterschiede machen. Für OE-Prozesse sollten vorwiegend solche Praktiken angewendet werden, die im System bislang eher ungewöhnlich waren. Wo bisher schriftlich kommuniziert wurde, da können Interviews oder Gesprächsrunden eingeführt werden. Umgekehrt können in kleineren Einrichtungen, in denen die betriebliche Kommunikation vorwiegend mündlich verläuft, schriftliche Befragungen einen interessanten Unterschied darstellen. Damit steigert man das Interesse und beugt der Ermüdung vor, die durch eine weitere Besprechung oder eine weitere Befragung, wie es schon so viele gab, entstehen kann.

Transparenz. Leiter sollten deutlich machen, welche Arbeitsweise sie selbst in dieser Einrichtung praktiziert sehen möchten. Das können sie tun, indem sie diese selbst praktizieren, in dem sie sich von Mitarbeitern dabei beobachten lassen und indem sie im Laufe eines längeren Einführungsprozesses zunehmend auch Zeiten und Orte festlegen, an denen bestimmte Arbeitsweisen praktiziert werden können und sollten. In systemischen Psychiatrien können die Leiter einerseits systemische Elemente wie Familiengespräche, Genogrammarbeit, Angehörigenvisiten, systemische Supervision und so weiter selbst mit Mitarbeitern praktizieren. Dabei sollte das Prozedere einfach und durchschaubar sein, damit niemand systemisches Beraten für eine zwar attraktive, aber für normale Menschen zu komplizierte und aufwändige Kunst hält. Andererseits sollten Mitarbeiter – besonders aus der Pflege – dazu eingeladen sein, bei Therapie- und Beratungsgesprächen zuzusehen oder mitzuarbeiten.

Feedback von außen. Patienten, Angehörige und Überweiser können als Supervisoren der Behandler genutzt werden, indem man sie sporadisch oder regelmäßig um eine Rückmeldung bittet. Sie können fortlaufend als Gäste in Teamkonferenzen oder Angehörigenvisiten eingeladen werden oder ab und zu als kritische Fremdbeurteiler in Umfragen. Ein Feedback können sich auch Leiter von ihren Mitarbeitern einholen, um es für die eigene Entwicklung zu nutzen. Das kann in sehr formalisierten Formen wie dem 360-Grad-Feedback mittels Fragebogen geschehen; bei hinreichendem Vertrauen aber leichter in Fischbowldiskussionen.

Das Angebot muss flexibel, aber nicht uferlos sein. Das Angebot einer Einrichtung wird im Lauf eines OE-Prozesses meistens auf den Prüfstand gestellt. Man fragt sich, ob man das Angebot erweitern, differenzieren oder noch besser den Kundenwünschen anpassen kann. Flexibilität ist nur solang für die Entwicklung einer Organisation förderlich, wie sie den persönlichen, materiellen, fachlichen und zeitlichen Ressourcen der Mitarbeiter noch entspricht. Man sollte in diesem Sinn stets über das Behandlungsangebot verhandeln, dabei aber die eigenen Grenzen der Möglichkeiten für sich selbst und für die Klienten möglichst schnell verdeutlichen.

Der Umgang mit Informationen. In vielen Einrichtungen gibt es Klagen über mangelnde Informationen. Ob man Mitarbeitern viele Informationen gibt oder sie ermuntert sie sich zu holen – die Klage über Informationsdefizite lässt sich offensichtlich nirgendwo wirksam vermeiden. Daher scheint es empfehlenswert, das

Augenmerk mehr auf den Ausbau guter Informationswege und einfacher Zugänge der Mitarbeiter zu diesen Informationen zu legen als darauf, die Informationen selbst stets lückenlos präsentieren zu wollen. So werden Mitarbeiter, aber auch Patienten und Angehörige einen Zugang zu den Informationen finden können, die sie haben wollen.

6.2 Systemisch führen in psychiatrischen Kliniken

Führen und Leiten in psychiatrischen Einrichtungen ist ein besonders anspruchsvolles Geschäft, weil sowohl das Verhältnis zu den Patienten/Klienten wie das Verhältnis der Leitungskräfte zu den einzelnen Mitarbeitern und Berufsgruppen einige sehr ungewöhnliche Merkmale aufweisen. Wir konnten aber eine Reihe interessanter Lösungsversuche beobachten, die diese Probleme nicht lösen, aber mildern.

6.2.1 Die Bewältigung widersprüchlicher Hierarchien

Die psychiatrischen Krankenhaushierarchien spiegelten noch bis in die 1980er Jahre hinein strukturell die Berufsgruppensituationen der frühen Landeskrankenhäuser um 1880 wider, die ein unbekannter Scherzbold einmal so karikierte: »Um eine große Gruppe aufgebrachter Patienten zur Ruhe zu bringen, braucht man eine Reihe kräftiger Pfleger und resoluter Schwestern, einen Arzt mit der Spritze und einen ordentlichen Verwaltungs- und Wirtschaftsbetrieb.« Über viele Jahrzehnte hat sich in den Landeskrankenhäusern ein triadisches System dreier großer Berufsgruppen (Medizin, Pflege, Verwaltung/Wirtschaft) herausgebildet, jede mit eigenem Leiter (ärztlicher Direktor, Pflegedirektor, Verwaltungsdirektor). Die Frage, wie diese Gruppen und insbesondere deren Leiter gegenseitig weisungsberechtigt sind oder nicht, bei welchen Fragen jede selbständig entscheiden kann, bei welchen sie nicht zuständig sind – dies ist schon traditionell ein Konfliktthema.

Therapeutische Entscheidungen im »multiprofessionellen Team«
Beispielhaft seien drei Brennpunkte dieses Konflikts benannt, eingegrenzt auf den therapeutischen Bereich:
- Ärzte verantworten die medizinische Gesamtbehandlung – bei der die Pflege oft (untergeordnet) mitzuwirken hat. Die Pflege ist aber dienstrechtlich autonom (z. B. bei der Dienstplangestaltung, also der Frage, wer wann im Dienst ist). Bei den sehr personengebundenen Dienstleistungen moderner Psychiatrie lassen sich viele Gesamtbehandlungskonzepte (z. B. die Bezugspflege) nicht ohne enge Abstimmung mit dem pflegerischen Dienstplan realisieren.
- In den letzten Jahrzehnten hat sich das Berufsgruppenspektrum beträchtlich erweitert – im therapeutischen Bereich vor allem um Sozialarbeiter, Psychologen, Ergotherapeuten, Musiktherapeuten, Bewegungstherapeuten. Ob diese Gruppen im Rahmen eines eigenen Fachdienstes von einem Mitglied der eigenen Berufsgruppe geleitet werden soll oder aber berufsgruppenfremd von einem Arzt, ist vielerorts strittig. Häufig werden sie formal von einem Arzt, faktisch aber von niemandem oder einem informellen internen Führer geleitet.
- Junge Assistenzärzte sind in einem charakteristischen Dilemma: Von der formalen Kompetenz und von ihren formalen Ausbildungskenntnissen sind sie auf den Stationen in einer Führungsposition. Zugleich gehören sie nach Alter, Berufserfahrung und Dauer der Stationszugehörigkeit oft zu den Unerfahreneren. Im Rahmen ihrer Facharztausbildung bleiben sie nur ein halbes bis maximal zwei Jahre auf einer Station. Und oft haben sie befristete Verträge im Gegensatz zu den dauerhaft beschäftigten Pflegekräften oder Spezialtherapeuten um sie herum.

Wie oft im Gesundheitswesen, werden diese strukturellen Widersprüche oft mit beträchtlicher personeller Kompetenz im Alltag ausbalanciert – zum Beispiel indem die Ärzte sehr bescheiden auftreten und Pflege oder Spezialtherapeuten ausführlich konsultieren und mitreden lassen oder indem erfahrene Pflegekräfte oder Psychologen die sehr jungen Ärzte taktvoll in die bewährten Praktiken der Station einführen. Dies ist in Konzepten des »multiprofessionellen Teams« formuliert: Die ergänzenden Kompetenzen der verschiedenen Berufsgruppen sollen wahrgenommen und genutzt werden. Unklar bleibt dabei, wer im Konfliktfall entscheidet und auf Basis welcher Kompetenzen Leitungsbefugnisse zugeteilt werden sollten.

Eine Lösung könnte darin liegen, die Leitung von Teams und Bereichen nicht an eine bestimmte Berufsgruppe (in der Regel Ärzte) zu binden, sondern sie einer Person zu übertragen, die nach Berufserfahrung, Teamstellung oder Führungsdynamik dazu besonders geeignet erscheint – gegebenenfalls auf Zeit, da das Engagement für Führungspositionen oft kürzer anhält als ein Beschäftigungsverhältnis. Solche Lösungen haben wir in Tageskliniken angetroffen (oft hauptamtliche psychologische Leiter neben einem nur wenige Stunden dort beschäftigten fachärztlichen Leiter), stationär nur in einer Klinik in der Schweiz.

Teamentscheidungen im Konfliktfall – drei alternative Entscheidungsmodelle
Psychiatrische Beziehungsarbeit lässt sich, anders als Pharmakotherapie (»morgens, mittags und abends je zwei Tabletten«) nur sehr begrenzt und unpräzise anordnen. Sie setzt relativ selbständige Beziehungskompetenzen der Pflegemitarbeiter voraus. Wenn Mitarbeiter sich auf psychiatrische Beziehungsarbeit einlassen, bekommen sie vor den anderen Teammitgliedern einen (fallbezogenen) Erfahrungsvorsprung, den diese nur schwer aufholen können. Das funktioniert solange reibungslos, bis es zu Konflikten um den Patienten kommt, die sich um Themen wie Selbst- oder Fremdgefährdung, Wahrung der Stationsordnung oder Überlastung von Mitarbeitern oder Mitpatienten drehen. Einschneidende Maßnahmen wie Fixation, Ausgangssperre, Verlegung oder Entlassung können ein Team sehr entzweien.

Wir haben in den Kliniken hierfür drei Entscheidungsmodelle gefunden, alle mit bestimmten Indikationen:
1. *Das Anordnungsmodell:* Das ranghöchste Teammitglied entscheidet. Dies bewährt sich besonders bei manchen Eilentschei-

dungen (in gefährlichen Krisensituationen) und bei unsicheren jüngeren Mitarbeitern. Werden hingegen selbstbewussten und/oder erfahrenen Mitarbeitern Anordnungen gegeben, hinter denen diese »nicht stehen«, ist die Wahrscheinlichkeit nachfolgender «Sabotage» der Entscheidung hoch.
2. *Das Konsensmodell*: Das Team entscheidet; es wird nur getan, worauf sich alle verständigen können. Dies bewährt sich bei schwierigen, längerfristig angelegten Entscheidungen, »hinter denen allen stehen müssen«. Es kann zu qualvoll-langen Diskussionsprozessen führen.
3. *Das Konsultationsmodell*: Das mit dem Patienten vertrauteste Teammitglied entscheidet (das kann oft eine Pflegekraft sein, auch eine jüngere). Es konsultiert die erfahreneren Teammitglieder, aber entscheidet selbst. Dieses Modell ist bei gut ausgebildeten und selbstbewussten Basismitarbeitern wahrscheinlich das effektivste, setzt aber eben diese Merkmale bei den Mitarbeitern und eine hohe Vertrauensbereitschaft bei den Leitungspersonen voraus.

Der Triumph der Betriebswirte und Qualitätsmanager über die Ärzte
Genauso traditionsreich wie die Entscheidungsunklarheiten zwischen den therapeutischen Berufsgruppen ist der Zwist zwischen Behandlern (besonders Ärzten) und Verwaltung. Die Ökonomisierung des Gesundheitswesens in den 1990er Jahren hat das prekäre Machtgleichgewicht zwischen ärztlichen Direktoren einerseits, Verwaltungs- und kaufmännischen Direktoren andererseits zugunsten Letzterer verändert. Vielerorts sind Geschäftsführer (meist Betriebswirte) in der formalen Hierarchie über die Chefärzte und die Pflegedienstleiter gestellt worden. Die damit oft verbundene betriebliche Kundenorientierung hat die Außendarstellung der Krankenhäuser, die Nutzung von Wirtschaftlichkeitsreserven und, zumindest in der Anfangsphase, die Erprobung neuer Versorgungsmodelle stimuliert. Allerdings hat die Ärzteschaft dies vielerorts – nicht zu Unrecht – als feindselige Entmachtung registriert, und die oft von den Betriebswirten angestoßenen Orga-

nisationsentwicklungsprozesse lustlos oder feindselig aufgenommen.

Das könnte allerdings eine Übergangsphase sein. Wir trafen Entwicklungen, die darüber hinauswiesen. Zum einen sind vielerorts therapeutische Fachleute (Ärzte, Psychologen, Sozialpädagogen) als Qualitätsmanagement-Beauftragte aktiv, die teilweise oder ganz der Verwaltung zugeordnet, aber mit der therapeutischen Praxis gut vertraut sind. Zum anderen bilden sich vielerorts leitende Ärzte im Gesundheitsmanagement intensiv weiter. Manche von ihnen arbeiten dann als reine Geschäftsführer ohne eigene klinische Verantwortung. Es scheint nicht uninteressant, dass noch vereinzelt, aber zunehmend kommunikativ kompetente Psychiater mit OE- und QM-Qualifikationen zu Ärztlichen Direktoren ganzer Allgemeinkrankenhäuser gewählt werden.

Wachstum und beginnende Hierarchisierung in den gemeindepsychiatrischen Diensten

Die gemeindepsychiatrischen Dienste gehen diesen Hierarchieproblemen erst noch entgegen. Ihr starkes quantitatives Wachstum in den 1990er Jahren hat vermehrt innerbetriebliche Differenzierung in Subsysteme und in der Folge auch formale Hierarchien erforderlich gemacht. Da nicht mehr »jeder mit jedem alles« sinnvoll direkt besprechen kann, transformieren sich auch die Arbeitsbeziehungen vermehrt von »Freundesgruppen« zu funktionalen Beziehungen. In dieser Übergangsphase von der Pionier- in die Differenzierungsphase beobachteten wir eine Reihe charakteristischer Konflikte:

- in der Hierarchie aufsteigende junge Leiter, die sich aber noch nicht von der Basisarbeit und dem damit verbundenen »Nestgefühl« trennen wollen;
- umgekehrt aufsteigende junge Leiter, die in ihrer stark expandierenden Einrichtung zur eigenen Entlastung »Zwischenhierarchien« einführen wollen, mit denen außer ihnen zunächst einmal die anderen Mitarbeiter nichts Rechtes anfangen können;
- bislang ungewohnte Hierarchiekonflikte, wenn etwa ein bislang

pädagogisch oder psychologisch geleiteter komplementärer Dienst eine Institutsambulanz einwirbt und in dieser erstmals ein leitender Arzt bestallt wird;
- oder wenn in der bislang sozialarbeiterischen »Monokultur« eines komplementären Dienstes plötzlich psychiatrische Pflege zu integrieren ist.

6.2.2 Leitungsstile systemisch ausgebildeter Führungskräfte

In unseren Projektdiskussionen wie bei den Einrichtungsbesuchen ließen sich nach einiger Zeit markante Unterschiede systemischer Leitungsstile erkennen, die wir folgendermaßen typisierten:
- *Konsensorientierte Leiter* diskutieren mit ihren Mitarbeitern solange, bis alle das wollen, was sie wollen sollen. Wenn Mitarbeiter daraus irrtümlich schließen, dass der Diskussionsausgang völlig offen sei, kann das zu langen, oftmals emotionsgeladenen Argumentationsrunden führen, nach dem Motto: »Man muss mehr, genauer, intensiver, ausführlicher argumentieren, um seine Position durchzubringen«. Konflikte entstehen, wenn nach ermüdenden Argumentationsrunden doch das herauskommt, was der Leiter von Anfang an wollte.
- *Leiter, die Konflikte nicht scheuen*, ordnen an, was ihnen zum Wohl der Klinik unumgänglich erscheint. »Ein Leiter muss auch Reibungsfläche bieten, der kann's nicht allen recht machen.« Mancher Leiter zieht sich damit neben der gesamten Verantwortung auch den Ärger der Mitarbeiter auf sich. Das macht häufig einsam, bietet aber gleichzeitig Sicherheit und einen Rahmen. Wenn dieser Rahmen Handlungsspielräume beinhaltet, können Mitarbeiter darin weiter ausgestalten.
- *Leiter, die sich ausführlich beraten lassen und dann anordnen*: Sie diskutieren, hören Argumente und Einwände und ordnen letztlich an. »Wenn Leiter sich beraten lassen ...«, müssen sie vor allem dafür sorgen, dass die diese Entscheidungsstruktur (»Ihr dürft beraten; entscheiden tue ich«) den Mitarbeitern transparent sind, denn Berater entscheiden nicht.

- *Leiter, die ausschließlich Selbstorganisationsprozesse bei Mitarbeitern anregen wollen,* ernten langfristig oft schlechte Kritiken. Oft sind sie gezwungen, schließlich doch Entscheidungen zu treffen, über die alle sauer sind. Man sagt ihnen Orientierungslosigkeit und Führungsschwäche nach: »Die reden und reden, uns wär's lieber, es würde mal einer klar sagen, wo's lang gehen soll.«

Wir entwickelten und diskutierten während der Projekttreffen mit den Teilnehmern die Hypothese, dass vielen systemisch weitergebildeten Psychiatern, Psychologen, Pädagogen *Anregen und Verstören* – zwei zentrale Prinzipien systemischer Beratung – angenehmer seien als *Anordnen und Kontrollieren*, also die »klassischen« Leitungsaufgaben. Möglicherweise ziehen systemische Weiterbildungen bevorzugt Menschen an, denen spielerische, kreativ-anregende und nichtinstruktive Interaktionen ein besonderes Anliegen ist.

Dies führt aber auf der »Schattenseite« möglicherweise dazu, dass in einigen Einrichtungen ein breites Methodenspektrum von der Verhaltenstherapie, Tiefenpsychologie, über Gestalttherapie oder Psychodrama vorzufinden ist, aber relativ wenig systemische Therapie, die diese Leiter doch eigentlich dort einführen wollten. In manchen Einrichtungen geschah systemische Therapie in der Einrichtung eher unregelmäßig, fast zufällig, durch einzelne Personen vertreten. Mancher Leiter argumentierte mit der Befürchtung, »Vielfalt« könne verloren gehen, wenn er systemische Therapie im Alltagsbetrieb als »Regelprozedere« eingeführt würde. Genauso gab es aber Gegenbeispiele (die uns Forscher mehr überzeugten), in denen systemisch-psychotherapeutische Elemente wie Familiengespräche, Genogrammarbeit, Reflecting Teams, systemische Supervision, Intervision oder Weiterbildung klar und verbindlich eingeführt waren, ohne dass damit andere psychotherapeutische Verfahren ausgeschlossen wurden.

Viele Mitarbeiter berichteten uns von schlechten Erfahrungen mit Leitern, die der Selbstorganisation der Mitarbeiter dadurch eine Chance zu geben versuchen, dass sie nicht klar sagen, was sie wollen. Mitarbeiter wirkten zufriedener mit Leitern, die das von ihnen angestrebte Ergebnis in einem bestimmten zeitlichen Rahmen relativ anschaulich beschreiben, bei den Details der Ausgestaltung aber in großem Maß die Mitarbeiter beteiligen.

Leiter können nicht *nicht* entscheiden – auch wenn sie sich als anregende und verstörende konzeptionelle Mitentwickler oder Vordenker verstehen. Für systemisch vorgebildete Leiter, die in ihren Einrichtungen einen systemtherapeutischen Behandlungsansatz realisieren wollen, scheinen uns die besonderen Herausforderungen derzeit darin zu liegen,

- den Mitarbeitern ein Erleben von Sicherheit, Beständigkeit und Berechenbarkeit zu vermitteln (neben dem kreativen Verstören und Infragestellen);
- genau Anordnungen zu treffen (neben dem vagen Anregen und dem kreativen »Verstreuen gedanklicher Samen«);
- ein systemtherapeutisches »Kernverständnis« als übergreifende Einrichtungsphilosophie zu etablieren (auf dessen Basis die Beiträge anderer Therapieschulen pluralistisch genutzt werden können);
- systemische Therapie und Beratung als alltagstaugliche »Routineprozedur« zu etablieren, nicht (nur) als hoch spezialisierte Kunstfertigkeit.

6.3 Kundenorientierung unter verschärften Bedingungen

Ein Ausgangsgedanke des Heidelberger OE-Projekts und der Reflexionsliste war das Konzept einer systemischen Kundenorientierung in der psychiatrischen Versorgung: die Behandlungsangebote eher an der Bedürftigkeit als am Bedarf, eher am subjektiven Wunsch der Nutzer als an objektiven Indikationskriterien zu orientieren – kurzum an der Leitfrage: »Wer will was von wem, wann, wieviel, wozu?« (Schweitzer u. Reuter 1991; Schweitzer 1995). Dieses im Wirtschaftsleben oft recht triviale und simple Prinzip erweist sich in der psychiatrischen Arbeit vor allem mit »schwer gestörten« Patienten als produktive Herausforderung. Zu den Grenzen und zur spezifischen Kontextbedingung psychiatrischer

Kundenorientierung gibt es interessante Beobachtungen, vor allem in der Befragung von Langzeitpatienten über ihre eigenen Wünsche an die Behandlung.

6.3.1 Psychiatrische Auftragsklärung – lang beobachten statt kurz fragen

Kundenwünsche von Psychiatrieklienten lassen sich oft nicht direkt erfragen, sondern erst aus Kontextbeobachtungen interpretieren.

Ein Heimleiter formulierte es drastisch: »Wenn du einen Bewohner hast, der täglich einmal auf den Teppichboden in seinem Zimmer pinkelt – und der macht das trotz aller Ermahnungen, Verbote und Ablenkungen immer wieder –, dann weißt du: Dieser Klient hat das Bedürfnis, auf seinen Teppichboden zu pinkeln. Und dann musst du überlegen, welches Angebot du für dieses Bedürfnis machen willst. Du kannst ihm zum Beispiel sagen: Sie können das gerne tun, aber nur in ihrem Zimmer, und einmal im Monat kaufen wir im Baumarkt einen neuen Teppichboden, den Sie dann hier verlegen.«

Psychiatrische Patienten sagen oft nicht, was sie wollen, sondern sie tun (oder sagen) etwas, aus dem ihr Wollen sich nicht leicht erschließen lässt. Psychotisch kommunizierende Patienten geben oft kurz hintereinander sehr entgegengesetzte Botschaften. Auf andere wirkt dies meist ambivalent und verwirrend. Ein Beispiel für eine offenbar gelungene Interpretation der gemachten Beobachtungen:

Eine allein lebende, depressive ältere Dame, die von einem sozialpsychiatrischen Dienst betreut wurde, »provozierte« durch immer wiederkehrende depressive Schübe wiederholte Einweisungen in die psychiatrische Klinik. Bedeutete dies, dass die Klientin so krank war, dass sie ständige psychiatrische Betreuung benötigt und die Schübe ein Zeichen einer Chronifizierung der depressiven Erkrankung sind?
Die Betreuerin deutete das Verhaltensmuster nach monatelangem Beo-

bachten anders, nämlich als Signal der Klientin, nicht mehr einsam und allein in der eigenen Wohnung leben, sondern wieder unter Menschen sein zu wollen. Die Betreuerin machte der Klientin den Vorschlag, in ein Altenheim umzuziehen, den sie annahm. Seitdem waren die depressiven Schübe verschwunden.

Auf Seiten der Betreuerin erforderte dieses lange Beobachten allerdings auch viel Geduld und Ausdauer und eine Haltung, die davon ausging, dass es für das Verhalten ihrer Klientin gute Gründe gab, die sie – meist nur mit einem langen Atem – herausfinden konnte.

Will eine psychiatrische Einrichtung auf solche ambivalenten und unklaren Kundenwünsche eingehen, um so eine reale Behandlungskooperation aufbauen zu können, geht sie sinnvollerweise von vier Leitideen aus:

- Der Klient will, was sein Tun anzeigt. Klientenwünsche sind meist ambivalent.
- Deshalb müssen wir das Klientenverhalten als ambivalenten Ausdruck seines Wollens zunächst lang genug beobachten, bis uns sich wiederholende Regelhaftigkeiten über die Zeit deutlich werden, und dann vor dem Hintergrund von verfügbaren Kontextinformationen angemessen interpretieren.
- Praktisch bedeutet das: Man braucht biografische Hintergrundinformationen aus der Familie (z. B. ein informatives Genogramm), der Arbeitswelt (z. B. Kündigungs- oder Mobbingerlebnisse) oder der sozialversicherungsrechtlichen Situation eines Klienten (z. B. Krankentagegeldversicherung, Rentenantrag), vor deren Hintergrund man sein beobachtbares Verhalten (z. B. nicht mehr aus dem Bett kommen) sinnvoll interpretieren und ihm einen Willen zuschreiben kann.
- Dies liefert dann – wie im obigen Beispiel – eine Hypothese, von der aus man mit Patienten arbeiten kann und prüfen kann, wie sie darauf reagieren.

6.3.2 Zweierlei Kundenorientierung in Kliniken und gemeindepsychiatrischen Diensten

In den Kliniken beobachtet man zunächst weitaus weniger kundenorientierte Auftragsklärung und Auftragsaushandlung als bei den gemeindepsychiatrischen Diensten. In der akuten Phase gilt es dort erst einmal, quälende Leitsymptome der Patienten schnell zu behandeln; das Verhandeln über das *Wie* dieser Behandlung kommt später. Medikamente, Behandlungsplan und Behandlungsdauer werden zunächst verordnet; die Patienten können dann sagen, wie es ihnen damit geht. Wenn sie gute Argumente haben, wird etwas daran verändert. Konzeptionelle Begründung ist hier die Akutheit der Erkrankung.

Die akute stationäre Behandlung ist von größerem Machtungleichgewicht geprägt als eine freiwillige oder gar ambulante Behandlung. Die Zwangseingewiesenen oder hochakut Eingelieferten sind zunächst mehr auf die Behandler angewiesen. Kurzfristig haben sie kaum die Möglichkeit, in eine andere Klinik zu wechseln. Im weiteren Verlauf der Behandlung tritt das Verordnen mehr hinter dem Aushandeln zurück. In der alltäglichen Beobachtung erscheint der Patient im stationären Geschehen auch längerfristig häufiger als Bittsteller (»Kann ich mal …?« – »Darf ich mal …?«) denn als Auftraggeber.

Möglicherweise kommt in Kliniken im Gegensatz zu den gemeindepsychiatrischen Diensten der Auftrag weniger von den Patienten als von überlasteten Angehörigen, von Betreuern oder Gerichten. Mit jenen anderen Kunden wird aber meist nicht direkt verhandelt, da sie gar nicht auf Station anwesend sind, allenfalls telefonisch ihre Aufträge erfragt werden können. Die Dritten als Kunden geben gewissermaßen einen *Pauschalauftrag* zur Ausführung am Patienten, über dessen genaue Konditionen aber wenig bis gar nicht gesprochen wird.

Einige Psychiatrische Krankenhäuser und gerontopsychiatrische Abteilungen versuchen die Angehörigenvisite zu nutzen, um über die Aufträge der *Dritten im Bunde* offen zu sprechen. Das Angebot wird dort genutzt, wo ein direktes Interesse der Angehörigen besteht. Wenn der verwirrte Großvater nach einigen Behandlungswochen wieder bei der Familie leben oder die depressive Ehefrau und Mutter perspektivisch wieder für Haushalt und Kinder da sein soll, ist das Kooperationsangebot der Klinik meist willkommen. Wichtig scheint auch hier die Kenntnis über Kontextbedingungen: Wer braucht den Klinikaufenthalt zur Entlastung? Die überlastete Mutter von der Familie, die Familie vom Nächte durchwandernden Großvater, kurz: Wer hat welche Aufträge und Ziele?

6.3.3 Angestrebt: der hinreichend unzufriedene Klient

Heißt Kundenorientierung, dass allen Wünschen und Erwartungen der Kunden zu ihrer vollsten Zufriedenheit entsprochen werden muss, um als kundenorientiert zu gelten? Welche Aufträge der Kunden sind legitim, welche sollten erfüllt werden und wo hat die Kundenorientierung ein Ende?

Mit dieser Frage konfrontiert, muss jede psychiatrische Einrichtung individuell für sich eine Entscheidung darüber treffen, was nach ihrem Selbstverständnis ein geeignetes Maß an Kundenorientierung und damit auch an Zufriedenheit der Kunden ist.

Bei einer schriftlichen Befragung zur Lebensqualität und Zufriedenheit von Heimbewohnern einer Projekteinrichtung kam heraus, dass es in Bezug auf die Zufriedenheit drei Gruppen von Bewohnern gab: Ein Drittel antwortete zufrieden, ein Drittel antwortete »teils, teils« und das letzte Drittel äußerte seine Unzufriedenheit. Diese Mischung stellte für die Mitarbeiter das optimale Ergebnis und eine gute Arbeitsbasis für Entwicklungen dar: Die Verantwortung für die Unzufriedenheit gab man an die Klienten zurück, mit dem Leitsatz »Wenn die Bewohner feststellen, dass sie unzufrieden sind, müssen sie selbst aktiv werden, um ihre Unzufriedenheit zu ändern.«

Dass traumhafte Zufriedenheitswerte von den Mitarbeitern nicht immer erwünscht sind, hat eine Auswertung von Betreuungsverläufen in einem sozialpsychiatrischen Dienst ergeben. Die Betreuung wurde von fast allen Klienten sehr positiv beurteilt, weshalb sich manche Mitarbeiter fragten, ob diese äußerst positiven Rückmeldungen als Zeichen angepasster Hospitalisierung gewertet werden müssten oder zumindest als Beleg dafür, dass man es nicht mit selbstbewussten Kunden zu tun habe.

Vor zu viel Zufriedenheit der Klienten ist also Vorsicht geboten, da sie aus Sicht der Mitarbeiter auch als Veränderungshindernis gesehen wird, das mit dem Ziel psychiatrischer Einrichtungen, Entwicklungen zu Unabhängigkeit anzustoßen, nicht zusammenpasst.

6.4 Systemische Familientherapie im psychiatrischen Alltag

6.4.1 Systemische Familientherapie – warum so selten im Standardangebot?

Familientherapie gehört eher zu den Ansätzen, die man zwar für wichtig hält, aber für alltagsuntauglich. Nur in einer von 13 Kliniken und Einrichtungen trafen wir systematisch etablierte Familientherapie an. In Gesprächsrunden erachtete man einhellig Familiengespräche als wichtig, aber es gab doch gute Gründe, sie nicht zu führen. Begründet wurde dies eher mit der Rechtfertigung von Mangelzuständen, wie zu wenig Zeit, keine Ausbildung, keine Abrechnungsmöglichkeiten, kein Equipment wie Einwegscheibe, Kamera und so weiter, als mit tatsächlichen Argumenten gegen Familientherapie als solche.

Kein Platz im wöchentlichen Behandlungsplan?
Die Behandlungspläne in Kliniken sehen Beschäftigungstherapie, Musik- und Bewegungstherapie, Mal-, Reit- und andere Therapien vor, aber oftmals keine festen Zeiten für Gespräche. Alle therapeutischen Berufsgruppen sprachen davon, dass sie zu viele Aufgaben koordinieren müssten. »Wir müssen uns an feste Termine für Gruppen auf den Stationen, Visiten, Teamsitzungen oder Konferenzen halten – wenn wir Zeit für Gespräche haben, sind zum ei-

nen die Patienten in feste Termine eingebunden, und zum anderen können auch die Familien oftmals nur am Nachmittag oder abends kommen.« Der Stellenwert der Therapie in der Behandlung schien oftmals durch den vollen Behandlungsplan der Patienten und den terminreichen Stationsalltag der Behandler eher beiläufig. Die Patienten selbst würden eine Aufwertung familientherapeutischer Angebote begrüßen: »Wenn ich nur einmal in der Woche ein Gespräch habe, frag ich mich, warum ich noch in der Klinik bin, da könnte ich auch zu Hause sein und zu meinem Arzt gehen.«

These: Familientherapie erfüllt ein Kundeninteresse und könnte ein Wettbewerbsfaktor sein
Das Renommee der Einrichtungen scheint ein Grund zu sein, warum Familientherapie noch immer auf der Liste eigentlich notwendiger Dinge geführt wird. In Zukunft könnte eine Kunden gewinnende Leistung darin bestehen, dass man sich mehr den Familien und deren Schwierigkeiten widmet – nicht nur für die Remission der Patienten, sondern auch für das Zurechtkommen der Angehörigen mit ihrer Situation.

Gegenthese: Die Angst vor Schuldzuschreibung bremst das Kundeninteresse und macht Familientherapie unattraktiv
In den Augen der Angehörigen bleibt man der Familientherapie gegenüber oft skeptisch. Psychose als Folge biochemischer Devianz oder Erbkrankheit zu sehen, kann einerseits in Familien kurzfristig die »Schuldfrage« entschärfen. Andererseits kann Familientherapie Angehörige verschrecken, wenn sie befürchten, jetzt würden sie als schizophrenogene Eltern die Schuld für die Psychose bekommen. Möglicherweise treten daher Kliniken eher mit Information und eventuell mit Ratschlägen an Angehörige heran und seltener mit Therapieangeboten.

Systemische Familientherapie – eine zu aufwändige Kunst für den Psychiatriealltag?
Einige Projektteilnehmer beschrieben Systemische Familientherapie lange Zeit als eine komplexe und hochelaborierte Kunst – faszi-

nierend einerseits, aber wegen ihrer Anforderungen an therapeutisches Können und äußeres Setting (Team, Einwegscheibe, Doppelsitzungen, Terminkoordination) zu aufwändig, als dass man sie im Dauerbetrieb praktizieren könne. Andererseits geschähen in der psychiatrischen Praxis nach systemischen Familiengesprächen nicht dauernd jene phantastischen Veränderungen, wie man sie aus Lehrbüchern kenne. In dieser Diskrepanz zwischen Aufwand und Ertrag liege der Grund für die unerwartet geringe Verbreitung. Deshalb würden systemische Familiengespräche jetzt für die nicht so häufigen »besonderen Fälle« reserviert. Systemisches Denken fließe viel mehr in die Einzeltherapien und die Teamorganisation ein als in eigentliche Familiengespräche.

6.4.2 Systemisch-familienorientierte Psychiatrie als Standardangebot: Wie das aussehen könnte

Wer also systemische (Familien)therapie als »standard procedure«, wohl integriert in den Arbeitsalltag einer psychiatrischen Einrichtung, einführen möchte, sollte unseres Erachtens Folgendes beachten:
- *Familienberatung.* Grundsätzlich von »Familienberatung« sprechen, nicht von »Familientherapie«. Familienberatung meint in einem lösungsorientierten Verständnis: mit der Familie gemeinsam beraten, was sie tun könnte, um für sich und für den Angehörigen das Leben künftig angenehmer, mit weniger Psychiatrie zu gestalten. Das schließt jedoch nicht aus, auch über Ursachen der aktuellen Probleme zu sprechen, wenn dies lösungsförderlich ist.
- *Hausinterne, wiederholte Familienberatungs-Weiterbildung und Supervision für alle therapeutischen Mitarbeiter.* Neben der sowieso vorhandenen kleineren Zahl von Mitarbeitern mit intensiver systemisch-familientherapeutischer Weiterbildung auch allen anderen therapeutischen Mitarbeitern eine betriebsinterne Kurzweiterbildung in systemischer Familienberatung anbieten. Angesichts der Personalfluktuation, besonders bei

- *Familienberatung »ohne großen Bahnhof«.* Familiengespräche nicht regelmäßig mit großem »Tam-Tam« (Einwegscheibe, Video, Team oder Co-Therapie, Schlusskommentar) veranstalten, sondern dies für besonders wichtige oder schwierige Gespräche reservieren. *Regelgespräche* hingegen können von einem Mitarbeiter in einem ganz normalen Sprech- und Arbeitszimmer, ohne Kollegen, in 30 bis 60 Minuten geführt werden.
- *Ein fester Platz im Wochenplan und in der Akte.* Familiengespräche sollten so wie Visiten, Gruppentherapien, Arbeitstherapie einen festen Platz im Wochenplan bekommen – zum Beispiel nachmittags 16 bis 17 Uhr. Als Routineeintrag sollte ein Genogramm mit den verfügbaren Familieninformationen sowie ein Kurzprotokoll des ersten Familiengesprächs in jeder Akte liegen.
- *Aktives Angebot eines Familiengesprächs bei allen Neuaufnahmen.* Die Einrichtung bietet von sich aus aktiv bei jeder Neuaufnahme ein Familienerstgespräch. Das hilft vor allem, die familiäre Situation »in den Blick« zu nehmen, eventuelle Behandlungsressourcen von dort nicht ungenutzt zu lassen und eventuelle Behandlungswiderstände von dort frühzeitig einplanen zu können. Von dieser Einladung (in der Regel an den Patienten, manchmal auch direkt an die Angehörigen) aus kann es dann in sehr unterschiedlichen Setting weitergehen.
- *Vermarktung familienorientierter Psychiatrie als Wettbewerbsvorteil zwischen psychiatrischen Einrichtungen.* In der Öffentlichkeitsarbeit, aber auch in Kontakten mit Angehörigen- und Betroffenenverbänden, kann ein solcher Familienberatungsservice als Angebot aktiv bekanntgemacht werden. Angesichts vielfach berichteter schlechter Erfahrungen von Angehörigen mit einem gewissen Negiert-Werden ist hier Nachfrage zu erwarten.
- *Spezielle Angebote nur für Angehörige.* Eine spezielle Angehörigensprechstunde zum Beispiel, in der die Angehörigen ihre Sorgen loswerden und klären können, auch wenn der Patient den Kontakt ablehnt. Im Regelfall würde dies ein anderer Mitarbeiter als der Behandler übernehmen.

7 Ausblicke

Die in unserem Buch dargestellten Erfahrungen haben inzwischen zwei weitere Folgeentwicklungen angeregt, mit denen wir unseren Bericht beenden wollen.

7.1 Die Reflexionsliste als Beratungsinstrument

Waren in unserem Projekt die Besuche mit der Reflexionsliste noch primär ein Forschungsinstrument, haben wir sie inzwischen zu einem diagnostischen Werkzeug für reine Beratungszwecke weiterentwickelt. Auch Kinderpsychiatrien, Jugendhilfeeinrichtungen und Weiterbildungsinstitute wurden mit der Reflexionsliste inzwischen besucht, oft im Zusammenhang mit relativ konkreten Beratungsanliegen. Für einen ganz anderen Themenbereich, nämlich den der Sterbebegleitung und Palliativmedizin, hat die Kulturwissenschaftlerin Eva Saalfrank in der Heidelberger Medizinpsychologie eine entsprechend umformulierte Parallelversion entwickelt

7.2 Systemische Akutpsychiatrie – das SYMPA-Projekt

SYMPA ist ein praxisorientiertes Forschungsprojekt, das die von uns an vielen Orten gesammelten systemischen Versorgungspraktiken zu einem Paket bündelt und dieses in drei akutpsychiatrischen Krankenhausabteilungen gezielt einführt – in einem

Dreischritt von systemischer Weiterbildung für alle Stationsmitarbeiter, Veränderungen der psychiatrischen Routineprozeduren und empirischer Evaluation

Das SYMPA-Projekt (genauer: Schweitzer und Grünwald 2003) läuft von Sommer 2002 bis Mitte 2005 an drei Krankenhausabteilungen in Wunstorf bei Hannover, Paderborn und Gummersbach. Es wird gefördert von der Stiftung für Bildung und Behindertenförderung, Stuttgart, sowie von den systemtherapeutischen Fachverbänden Deutsche Gesellschaft für Systemische Therapie und Familientherapie (DGSF) und Systemische Gesellschaft (SG). Die Besonderheiten von SYMPA:

- Gerade in der besonders kritischen Belastungszeit akutpsychiatrischer Krisen sollen diese systemtherapeutischen Haltungen der Familienorientierung, des gemeinsamen Nachdenkens und der Verhandlungskultur im Krankenhausalltag umgesetzt werden.
- Sechs Stationen in den allgemeinpsychiatrischen Abteilungen dreier Krankenhäuser nehmen mit multiprofessionellen Teams aus allen therapeutischen Berufsgruppen an einer gemeinsamen, klinikübergreifenden Weiterbildung *Systemische Therapie in der psychiatrischen Akutbehandlung* teil.
- Eine wissenschaftliche Begleitforschung untersucht, ob dadurch die Behandlungsergebnisse für Patienten und nächste Angehörige besser werden und ob dieses Vorgehen zudem die Arbeitssituation der Mitarbeiter positiv beeinflusst. Die Studie wird in Art und Umfang zu den ambitioniertesten nicht nur im deutschen Sprachraum gehören.
- Alle Mitarbeiter dieser Stationen können im Projekt an einer gemeinsamen klinik- und berufsgruppenübergreifenden Weiterbildung teilnehmen, welche die Grundlagen (Theorie, Gesprächsführung, Interventionen) der systemischen Psychotherapie mit Schwerpunkt auf der psychiatrischen Akutbehandlung vermittelt.

Anhang: Manual zur Reflexionsliste

Ziele der Reflexionsliste 183

Themen der Reflexionsliste im Überblick 184

Die Reflexionsliste im Einzelnen 185
    Ausgangslage der Einrichtung 185
    Systemische Arbeit mit Patienten und Angehörigen 186
    Mitarbeiterbeteiligung, Leitungskultur, Organisations-
    form 191
    Umweltbeziehungen 197

Anwendungshinweise 199

Ziele der Reflexionsliste

Die Reflexionsliste kann als Selbst- und Fremdreflexionsinstrument für Einrichtungen dienen, die ihre institutionelle Praxis und Entwicklungsmöglichkeiten aus der Perspektive der systemischen Organisationsberatung und Therapie klären wollen und die dazu eine Rückmeldung ihrer Arbeitsprozesse und deren Reflexion als mögliche Intervention nutzen möchten.

Aus den verschiedenen Bildern, die durch die Rückmeldung von außen und durch den Diskurs unter den Mitarbeitern entstehen, kann ein fruchtbares Spannungsverhältnis entstehen, aus dem die Organisation Energie für Weiterentwicklungen bezieht.

Mit diesem Verständnis unterstützt die Reflexionsliste die Entwicklung an eigenen Maßstäben, nicht an einer »TÜV-Checkliste«, weil es keine kontextunabhängige »gute systemische Prozessgestaltung als solche« geben kann und die Reflexionsliste daher auch keine quantitativen Benchmark-Daten erhebt.

Ein externer Beobachter, der die Einrichtung besucht, gibt aufgrund von Interviews mit Schlüsselpersonen und von teilnehmender Beobachtung charakteristischer Veranstaltungen eine Rückmeldung an die Einrichtung, ob und in welcher Weise systemische Praxis dort im Alltag verwirklicht wird und wie die verschiedenen Beteiligten diese einschätzen.

Zur qualitativen Evaluation des Instruments wurden in zwölf psychiatrischen Einrichtungen insgesamt 20 zwei- bis dreitägige Besuche mit der Reflexionsliste durchgeführt und ausgewertet.

Wir halten das Instrument über die Psychiatrie hinaus, mit kleinen Abwandlungen, auch für den Einsatz in anderen Einrichtungen des Gesundheits-, Sozial- und Bildungswesens für geeignet. Dort ist die Reflexionsliste allerdings noch nicht erprobt.

Themen der Reflexionsliste im Überblick

Ausgangslage der Einrichtung
1. Größe und Alter der Einrichtung
2. Institutionstyp – medizinischer oder sozialarbeiterischer Kontext, ambulant oder stationär?
3. Existenzstatus – Sicherheit oder Gefährdung, Wachstum oder Schrumpfung?

Systemische Arbeit mit Patienten und Angehörigen
1. Sprechen über »Krankheit und Gesundheit«
2. Verhandeln über Sinn, Inhalt und Dauer des Aufenthalts
3. Wahlmöglichkeiten im Behandlungsmenü
4. Verhandeln über Medikamente und Diagnosen
5. Reflexions-Settings für Angehörige und andere Beteiligte
6. Systemisches Verhandeln über Handlungsoptionen in schwierigen Situationen

Mitarbeiterpartizipation, Leitungskultur, Organisation
1. Credo und Stil der Organisationsentwicklung
2. Mitarbeiter – Partizipation und Autonomie in Teamsitzungen, im Patientenkontakt, in der Organisationsentwicklung
3. Personalentwicklung – Ressourcennutzung und Förderung von Kompetenzen
4. Reflexions-Settings – Supervision, Teamberatung, Coaching
5. Leitungskultur – Anregen und verstören oder kontrollieren und anordnen
6. Feedback zwischen Leitungskräften und Mitarbeitern
7. Interne Informationspolitik – Transparenz und Dialogangebote

Umweltbeziehungen
1. Externes Feedback
2. Regionales Fallmanagement
3. Netzwerkvereinbarungen

Die Reflexionsliste im Einzelnen

Ausgangslage der Einrichtung

1.1 Größe und Alter der Einrichtung

Definition. Erfragt wird die Betten- und Platzzahl und die Anzahl der Mitarbeiterinnen und Mitarbeiter sowie das Alter der Einrichtung oder des befragten Subsystems. Die Geschichte der Einrichtung und deren Größe geben Hinweise auf Themen der Institution: ehemalige Landeskrankenhäuser (Gründung z. B. 1890) mit bis zu 1.200 Mitarbeitern und Betten oder kleine Sozialtherapeutische Einrichtungen mit 15 Mitarbeitern? Die Struktur der Einrichtung generiert Hypothesen darüber, welche Themen oder Prozesse bei dem Organisationsentwicklungsprozess im Vordergrund stehen können.
Erhebungsmethode: Interviews mit Verwaltung.

1.2 Institutionstyp und Kontext

Definition. Der Institutionstyp (medizinisch oder sozialarbeiterisch orientiert) wird erfragt, um Hierarchien und die Zusammenarbeit von Berufsgruppen einordnen zu können. Der Umgang mit Patienten, Bewohnern oder Klienten ist geprägt davon, ob es sich um eine ambulante oder stationäre Einrichtung handelt.
Erhebungsmethode: Interviews mit Verwaltung und Leitung.

1.3 Existenzstatus – Sicherheit oder Gefährdung, Wachstum oder Schrumpfung?

Definition. Die Einrichtung kann in Abhängigkeit von Alter, Größe und Institutionstyp eher in Schrumpfungs- oder Wachstumsprozessen sein. Kliniken arbeiten zum Teil im Rahmen der Enthospitalisierung an der Entlassung und Verlegung von Langzeitpatienten und damit auch an der Schließung von Stationen oder Abteilungen. Allgemeinkrankenhäuser bauen zum Teil psychiatrische/psychotherapeutische Abteilungen auf. Sozialtherapeutische Einrichtungen befinden sich häufig eher im Wachstum. Diese Prozesse beeinflussen das Klima von Sicherheit oder Gefährdung des Arbeitsplatzes und damit auch oftmals die Motivation für Organisationsentwicklungsprozesse. Angstmotiviertes Engagement unterscheidet sich von angstfreiem, gedrängtes von »entschleunigtem« und freiwilliges von verordnetem.

Erhebungsmethode: Interviews mit Mitarbeitern verschiedener Berufsgruppen und Hierarchieebenen.

Systemische Arbeit mit Patienten und Angehörigen

2.1 Sprechen über »Krankheit und Gesundheit«

Definition. Als pathologie-defizit-bedürfnisorientierte Äußerungen zählen Termini, die einen vom Patienten selbst weitgehend unbeeinflussbaren Krankheits- und Problemverlauf zugrunde legen und daraus einen »Bedarf« oder eine »Bedürftigkeit« für den Patienten ableiten.

Als lösungs-und ressourcenorientiert zählen Äußerungen, die dem Patienten Fähigkeiten zur aktiven Beeinflussung und Lösung seines Krankheits- und Problemverlaufs zuerkennen, die er/sie, angestoßen von außen, erkennen, übertragen, einsetzen kann. Als kundenorientiert zählen Äußerungen, in denen Patientinnen und Patienten als Kunden wahrgenommen werden, die ihre Wünsche und Aufträge mit den Behandlern/Professionellen aushandeln.

Beobachtungsfokus: Verteilung »pathologie-defizit-bedürftigkeitsorientierter Äußerungen« versus »lösungs-ressourcen-kundenorientierter Äußerungen« durch Mitarbeiter.

Erhebungsmethode: Teilnehmende Beobachtung je einer patientenbezogenen Besprechung in Abwesenheit der Patienten (Übergabe, Teamsitzung, Fallkonferenzen o. Ä.)

2.2 Verhandeln über Sinn, Inhalt und Dauer des Aufenthalts

Definition. Die Klinikmitarbeiter (nicht zwangsläufig nur Ärztinnen und Ärzte) führen mit dem Kundensystem – dazu können je nach Fall neben den Patienten auch Angehörige, Nachbarn, soziale Dienste, Ämter, Gerichte und andere gehören – Gespräche, in denen über Inhalt, Sinn und Dauer des Aufenthalts verhandelt wird.

Vereinbarungen über die Auswahl der Behandlungselemente, Inhalt, Ziel und Dauer des Aufenthalts ergeben sich aus den Einschätzungen und den Kontrollpflichten der Klinikvertreter und den Einschätzungen, Wünschen des Kundensystems. Dessen Sinngebung wird im Sinn einer angestrebten Neutralität so offen wie möglich aufgenommen.

Fragestellung. Kooperationsverhandlungen über Inhalt, Sinn und Dauer des Aufenthalts.

Welche Formen des Verhandelns werden genutzt? Wird nach den Wünschen und Vorstellungen der Patienten gefragt, werden diese über ihre Diagnose informiert? Wird nach dem Sinn gefragt, den Patienten selbst in dem Aufenthalt sehen?

Wie wird der Sinn, den Patienten ihrem Aufenthalt geben, mit der Behandlungsdauer und den Inhalten verknüpft?

Wird die Dauer der voraussichtlichen Behandlung der Patientin oder dem Patienten, *mitgeteilt* oder wird die Behandlungsdauer in Kooperationsgesprächen *ausgehandelt*?

Welche Klinikmitarbeiter (Ärzte und/oder Pflegedienstmitarbeiter) sprechen zu welchem Zeitpunkt (bei Aufnahme/später) mit Patienten/Patienten und Angehörigen?

Erhebungsmethode: Interviews verschiedener Berufsgruppen/ Hierarchieebenen, wenn möglich mit Patienten als Reflecting Teams. Interviews mit Patienten und Angehörigen.

2.3 Wahlmöglichkeiten im Behandlungsmenü

Definition. Die psychiatrische Einrichtung macht ihr gesamtes Dienstleistungsangebot möglichst transparent und stellt so viele der Elemente ihres Angebots als Wahlmöglichkeiten zur Disposition. Elemente des Behandlungsmenüs können beispielsweise Medikation, Familientherapie, Einzeltherapie, Kreativtherapien, Arbeits- und Beschäftigungstherapie, Krankengymnastik, sozialarbeiterische Betreuung, alle Arten biologischer Behandlungsmethoden sein.

Fragestellung. Kundenorientierung der Einrichtung und Förderung der Autonomie der Patienten. Umfang und Art des Behandlungsangebots, dessen Flexibilität und Wählbarkeit. Welche Angebote gibt es, welche sind verordnet, welche freiwillig? Wie wird der Behandlungsplan erstellt, von wem und mit welchen Mitspracherechten?

Erhebungsmethode: Interviews verschiedener Berufsgruppen und Hierarchieebenen, Patienten und Angehörige.

2.4 Verhandeln über Medikamente und Diagnosen

Definition. Medikamente werden als ein Angebot für Patienten genutzt, über dessen Vor- und Nachteile der Arzt als relativ neutraler Berater berät. Psychopharmakotherapie ergänzt die Psychotherapie und sollte für Patienten zur Erleichterung selbstverantwortlicher Arbeit an der Lösung ihrer Probleme eingesetzt werden.

Verschiedene Ziele der Pharmakotherapie, wie Symptombehandlung, soziale Kontrolle, Interaktion und juristische Rücksichten, werden mit Patienten, wenn möglich/gewünscht, mit deren Angehörigen und mit dem Pflegepersonal ausgehandelt.

Mitarbeiter erhalten Aufklärung und Fortbildung über Medikamentenwirkungen, Risiken, Nebenwirkungen und die Ziele, die durch Medikamente *nicht* zu erreichen sind.

Zielsetzungen und Regeln des Medikamenteneinsatzes werden transparent gemacht, so dass alle Beteiligten wissen, bei welchem

Verhalten Medikamente erhöht oder reduziert werden. Der Einsatz anderer wirksamer Interventionsmöglichkeiten relativiert die Bedeutung der Psychopharmakotherapie, zum Beispiel verhaltenstherapeutische Maßnahmen, Familiengespräche, Beurlaubungen, aber auch kurzfristige Fixierungen.

Fragestellung. Autonomie der Patienten in der Wahl und Gestaltung ihrer Therapie und Partizipation von Pflegedienstmitarbeitern an Behandlungs- und Verordnungspraktiken. Es soll reflektiert werden, ob Medikamente als Werkzeug des Patienten und als Ergänzung zur Psychotherapie verstanden werden oder als Werkzeug der Mediziner zur Behandlung der Patienten. Inwieweit bestehen für Patienten, Angehörige und Pflegedienstmitarbeiter Möglichkeiten, Psychopharmakotherapie auszuhandeln, und wie transparent werden die damit verbundenen Ziele gemacht?

Gibt es Aufklärung und Fortbildung über Medikamentenwirkungen, Handlungsspielräume für das Pflegeteam, in akuten Krisen über Bedarfsmedikation oder Zusatzmedikation zu entscheiden? Werden regelmäßige Gespräche über Alltagserfahrungen mit der Medikation auf Station besprochen?

Erhebungsmethode: Interview mit Mitarbeitern aller Hierarchieebenen (außer Verwaltung), Patienten und Angehörigen.

2.5 Reflexions-Settings für Angehörige und andere Beteiligte

Definition. Systemisch inspirierte Settings sind Gesprächsrunden mit Patienten und den Mitgliedern von deren sozialen Netzen, in denen sich die Beteiligten ein Bild darüber erarbeiten, wie ihre Interaktion in einem Wechselwirkungskreislauf die Symptomatik des Patienten einerseits fördern und aufrechterhalten, andererseits verändern könnte.

Beispiele dafür sind Angehörigengruppen, Angehörigenvisiten, Familientherapien, Gruppentherapien mit Reflecting Team, Rundtischgespräche, Familienrekonstruktion

Fragestellung. Art und Umfang systemisch inspirierter Reflexionssettings für Angehörige und weitere Beteiligte. Wie häufig finden diese während der Behandlung/des Aufenthalts in der Regel statt? Von wie vielen Patienten werden diese Settings genutzt?

Erhebungsmethode: Interviews verschiedener Berufsgruppen und Hierarchieebenen (außer Verwaltung), Patienten und Angehörige.

2.6 Systemisches Verhandeln über Handlungsoptionen in schwierigen Situationen

Definition. Als Konfliktsituationen gelten Hausordnungsverstöße, Selbstgefährdung und Fremdgefährdung. Systemisches Verhandeln bedeutet, innerhalb eines definierten Rahmens Konsequenzen des professionellen Handelns transparent zu machen, Alternativen aufzuzeigen und Verantwortung zurückzugeben. Ziel ist es, möglichst wenig über Patienten zu entscheiden, sondern zu verhandeln, indem man die eigene Einbindung in Kontrollkontext verdeutlicht: »Wenn Sie (das und das) tun, werde ich/der Richter/Ihr Betreuer darauf mit (dem und dem) reagieren, welche anderen Möglichkeiten gibt es für Sie?«

Fragestellung. Welche Praktiken oder Rituale gibt es im Umgang mit Konflikt- und Krisensituationen, um Patienten möglichst viel Entscheidungsverantwortung zu lassen oder zurückzugeben? Welche Alternativen zu Fixierungen oder Zwangsmedikationen werden praktiziert? Gibt es Behandlungsverträge oder Ähnliches, die den Umgang/Medikation oder Maßnahmen in akuten Krisen regeln? Wie werden Eskalationen verhindert?

Erhebungsmethode: Interview mit verschiedenen Berufsgruppen/Hierarchieebenen (außer Veraltung), Patienten und Angehörigen.

Mitarbeiterbeteiligung, Leitungskultur, Organisationsform

3.1 Ausgangspunkt, Ziel und Credo der Organisationsentwicklung

Definition. Einrichtungen gehen von einem spezifischen Entwicklungspunkt aus in einen OE-Prozess. Alter, Größe, Tradition, Trägerschaft und so weiter sind bedeutungsvoll. Manchen stehen Verkleinerungs- und Schrumpfungsprozessen bevor, andere sind in Expansion und Wachstum begriffen. Der jeweilige Ausgangspunkt sollte klar als Kontext benannt werden. Daraus ergeben sich häufig das Ziel und die jeweiligen Glaubenssätze des angestrebten Prozesses.

Fragestellung. Aus welcher Situation heraus entsteht die Idee einer OE? Wächst die Einrichtung oder verkleinert sie sich? Welche Zukunftsbilder werden kommuniziert? Wie wird sich die Einrichtung mit oder ohne OE entwickeln? Wird dieser Prozess als bedrohlich bewertet oder begrüßt?

Erhebungsmethode: Interviews mit Mitarbeitern verschiedener Berufsgruppen und Hierarchieebenen, fachliche Leitung (Chefarzt, Leitender Psychologe oder Pädagoge, Pflegedienstleitung), Verwaltungsleitung/Geschäftsführung. Patienten und Angehörige *können* als Reflecting Team bei einer der Gesprächsrunden teilnehmen. Sie werden selbst nicht interviewt, sondern geben ihre Eindrücke über das Gehörte als Rückmeldung.

3.2 Mitarbeiter – Partizipation und Autonomie

a) in Teamsitzungen
Definition. Die Partizipation von Mitarbeitern wird nicht nur in institutionalisierter Mitsprache, sondern auch in Teamsitzungen sichtbar. Beobachtbar ist, welchen Gesprächsanteil und welchen Durchsetzungsanteil die Vorschläge von Basismitarbeitern gegenüber ranghöheren Mitarbeitern in Teamsitzungen haben.

Beobachtungsfokus. Wer redet wie häufig, wer hat das Schlusswort (»so wird es gemacht!«) zu jeweils einem Thema? Welche Rolle nehmen Ärzte ein?
Erhebungsmethode: Teilnehmende Beobachtung von Teamsitzungen.

b) im Patientenkontakt
Definition. Die Handlungsspielräume von Mitarbeitern im Patientenkontakt unterscheiden sich je nach der Verteilung von Verantwortung, dem Aufbau von Hierarchien und Entscheidungsstrukturen einer Einrichtung. Die Rahmensteuerung ermöglicht es für Bezugspflegerinnen und Bezugspfleger und Bezugstherapeutinnen, Entscheidungen über Patienten eigenständig zu fällen. Das Spektrum geht von dem Team als Beratungsforum für weitgehend autonom arbeitende Mitarbeiter bis zu dem Anspruch, ausschließlich konsensfähige Teambeschlüsse umzusetzen.
Fragestellung. Traditionelle Hierarchien oder Entscheidungs- und Handlungskompetenzen nichtärztlicher Mitarbeiter. Welche Situationen werden in der Einrichtung als kritische definiert und in welchen davon dürfen nichtärztliche Mitarbeiter (Pflege, Psychologen, Sozialpädagogen und andere Therapeuten) in der Regel eigenverantwortlich im Sinn des Konsultationsmodells entscheiden?
Erhebungsmethode: Interviews mit Mitarbeitern verschiedener Berufsgruppen und Hierarchieebenen, auch fachliche Leitung (ärztlich und pflegerisch), Verwaltungsleitung/ Geschäftsführung.

c) in der Organisationsentwicklung
Definition. Spezialisierte Aktivitäten, die den Mitarbeitern auf formalisiertem Niveau Beteiligungsmöglichkeiten an der Organisationsentwicklung bieten, sind zum Beispiel Befragungen, Workshops, Leitungs-/Personalratskonferenzen, aber auch konzeptionelle Entwicklungsgruppen oder Projektmanagement für OE-Prozesse, Weiterbildungsangebote, in denen auch OE verhandelt wird.
Fragestellung. Wie viel spezialisierte Aktivitäten, die die Mitar-

beiter an der konzeptionellen Weiterentwicklung der Einrichtung beteiligen, fanden im letzten Jahr satt? Wie viele Mitarbeiter waren beteiligt? Wie war aus ihrer Sicht das Tempo dieser OE-Maßnahmen, gemächlich oder drängend, war es früher gleich oder anders?

Erhebungsmethode: Interviews mit Mitarbeiterinnen und Mitarbeitern verschiedener Berufsgruppen und Hierarchieebenen, fachliche Leitung (Chefarzt, Leitender Psychologe oder Pädagoge, Pflegedienstleitung, Verwaltungsleitung/Geschäftsführung).

3.3 Personalentwicklung – Ressourcennutzung und Förderung von Kompetenzen

Definition. Systemische Personalentwicklung hat den Anspruch, Kompetenzen bei allen Mitarbeitern auf allen hierarchischen und beruflichen Ebenen zu aktivieren. Mitarbeiterteams arbeiten nicht berufsständisch, sondern aufgabenbezogen. So kann auch eine Psychologin die Funktion der Stationsleitung übernehmen, oder Pflegedienstmitarbeitern können Gruppenangebote machen, die ihren besonderen Fähigkeiten entsprechen. Interne und externe Jobrotation führt zu einem erweiterten Problemlösungshorizont und sorgt für Fortbildung am Arbeitsplatz. Es gibt regelmäßige Weiterbildungsangebote. Innerhalb der Organisation sind Rituale, Plätze, Zeiträume geschaffen, Anerkennung zum Ausdruck zu bringen. Zielsetzung ist die Schaffung und Gestaltung persönlichkeitsfördernder und humaner Arbeitsprozesse.

Fragestellung. Werden Kompetenzen und Ressourcen von Mitarbeiterinnen und Mitarbeitern erkannt, gewürdigt und möglichst uneingeschränkt von Ideen über Hierarchien, Zuständigkeiten, oder beruflichen Qualifikationen für die Aufgaben, die die Einrichtung erfüllt, genutzt?

Durch welche Maßnahmen der Organsation werden intern und extern Lernvorgänge gefördert (z. B. durch Weiterbildungsmöglichkeiten, Jobrotation, Mitwirkung auf möglichst vielen Funktionsebenen, Training on the Job)?

Erhebungsmethode: Interviews mit Mitarbeitern verschiedener

Berufsgruppen und Hierarchieebenen, fachliche Leitung (Chefarzt, Leitende Psychologin oder Pädagogin, Pflegedienstleitung, Verwaltungsleitung/Geschäftsführung).

3.4 Reflexions-Settings – Supervision, Teamberatung, Coaching

Definition. Systemische Reflexion besteht darin, dass Mitarbeitern in Teamsupervision, Fallsupervision, Coaching oder Organisationsberatung sich selbst beim Interagieren mit dem Team, Patienten, Angehörigen oder der Organisation zusehen und dabei eine Außenperspektive zu dort stattfindenden Wechselwirkungskreisläufen einnehmen können.

Fragestellung. Welche und wie viele Möglichkeiten zu einer systemischen Reflexion des eigenen Handelns werden zurzeit für Arbeitsgruppen einerseits, und für einzelne Mitarbeiter andererseits in der Einrichtung offiziell zur Verfügung gestellt? Wie wird das Ihrer Meinung nach in 2/5 Jahren sein? Mehr oder weniger?

Erhebungsmethode: Interviews mit Mitarbeiterinnen und Mitarbeitern verschiedener Berufsgruppen und Hierarchieebenen, fachliche Leitung.

3.5 Leitungskultur – Anregen und Verstören oder Kontrollieren und Anordnen

Definition. Systemische Leitung bewegt sich im Spannungsfeld zwischen Anregen und Verstören einerseits und dem instruktiveren Anordnen und Kontrollieren andererseits. Leitung als *Management of Meanings* verstanden, wird zu einer sich entwickelnden Kultur, in der der Leiter sich mitentwickelt. Möglichst flache, nicht zu verzweigte Strukturen stellen für die Beteiligten eine durchschaubare Hierarchie her.

Fragestellung. An welchen Stellen wird *gesagt, wie etwas getan werden soll*, und an welchen Stellen werden im Rahmen einer Zielvorgabe *die Beteiligten nach ihren Ideen und Vorschlägen gefragt?*

Welches Selbstverständnis hat die Leitung? Sieht sie sich eher als Mitgestalter, Initiator, Geschichtenerzähler und Anreger oder als hierarchische Reibungsfläche? Welches Maß an Autonomie für die Arbeitsweise der Mitarbeiter gewährt die Leiterin? Werden eindeutige, klar abgegrenzte Entscheidungsbefugnisse delegiert? Wie werden Entscheidungsprozesse von der Leitung geleitet? Gibt es ein Leitbild und eine therapeutische Ausrichtung der Einrichtung?

Erhebungsmethode: Interviews mit Mitarbeiterinnen und Mitarbeitern verschiedener Berufsgruppen und Hierarchieebenen, fachliche Leitung (Chefarzt, Leitender Psychologe oder Pädagoge, Pflegedienstleitung, Verwaltungsleitung/Geschäftsführung) (optional: Mitarbeiter als Reflecting Team).

3.6 Feedback zwischen Leitungskräften und Mitarbeitern

Definition. Rückmeldungen können in regelmäßigen Gesprächen, über Fragebögen, über Beurteilungen gegeben werden. Ihre Auswirkungen können sein, dass sie auf beiden Seiten als Intervention Entwicklungsanstöße geben.

Fragestellung. Welche Rituale für Rückmeldungen von Leitungskräften an Mitarbeiter und von Mitarbeitern an Leitungskräfte existieren und mit welchen Auswirkungen?

Woran könnte man als neuer Mitarbeiter als Erstes entdecken, welche Rituale man hier auf keinen Fall anwenden darf?

Erhebungsmethode: Interviews mit Mitarbeiterinnen und Mitarbeitern verschiedener Berufsgruppen und Hierarchieebenen, fachliche Leitung (Chefarzt, Leitender Psychologe oder Pädagoge, Pflegedienstleitung, Verwaltungsleitung/Geschäftsführung) (optional: Mitarbeiter als Reflecting Team).

3.7 Interne Informationspolitik – Transparenz und Dialogangebote

Definition. Die Organisation kann Informationen geben, auf einem formalisierten Niveau, zum Beispiel als schriftliche Info mit Gegenzeichnung, oder auf einem informellen Niveau, mündlich, »jeder erfährt, was für ihn wichtig ist«. Geltender Grundsatz kann die Hol- oder Bringschuld sein: Mitarbeiter holen sich die gewünschten Informationen, die ihnen bei Bedarf zur Verfügung stehen, oder die Organisation verteilt aktiv die Informationen. Nach dem Erhalt der Informationen bleibt die Frage, ob ein Austausch darüber mit den Mitarbeitern gesucht und aktiv gefördert wird, um auf diesem Weg die Mitarbeiter an Weiterentwicklungen zu beteiligen.

Fragestellung. Welche formalisierten und nicht formalisierten Informationskanäle gibt es?

Worüber wird wer informiert und wer worüber nicht? Werden Informationen eher offensiv oder beiläufig verbreitet? Bekommt man Informationen oder muss man sie beschaffen? In welchem Umfang werden wichtige Umweltentwicklungen (Veränderungen der Nachfrage, Veränderungen der Finanzbedingungen, wesentliche Ertragsfelder der Institution) den Mitarbeitern und anderen transparent gemacht? Gibt es Rückmeldemöglichkeiten? An wen? Werden diese wiederum beantwortet und welche Konsequenzen entstehen daraus?

Erhebungsmethode: Feedback zwischen Leitungskräften und Mitarbeitern.

Umweltbeziehungen

4.1 Externes Feedback

Definition. Ein Feedback von außen spiegelt der Einrichtung wider, womit ihre Kunden zufrieden sind, was sie sich wünschen. Befragungen, gegenseitige Besuche und anderes können als Kooperationsangebot an die Umwelt ausgesandt und intern als eine Entwicklungsmöglichkeit genutzt werden.
Fragestellung. In welchem Umfang wird durch gegenseitige Besuche, Überweiserbefragungen, institutionalisierte Trialog-Gespräche, Beschwerdestelle oder anderes das Feedback externer Fachleute, Überweiser oder Kostenträger eingeholt?
Erhebungsmethode: Interviews mit Mitarbeiterinnen und Mitarbeitern verschiedener Berufsgruppen und Hierarchieebenen, fachliche Leitung (Chefarzt, Leitender Psychologe oder Pädagoge, Pflegedienstleitung, Verwaltungsleitung/ Geschäftsführung) (optional: Mitarbeiter als Reflecting Team).

4.2 Regionales Fallmanagement

Definition. Regionales Case-Management ist die Zusammenarbeit verschiedener Helfersysteme in Bezug auf denselben Patienten. Einrichtungsübergreifende Qualitätszirkel diskutieren exemplarisch regionale Kooperationsfragen, verfolgen diese aber nicht verbindlich im Einzelfall. Aus systemischer Sicht sollte beides ein Angebot sein, das genützt werden kann, wenn es zwischen Helfersystem und Kundensystem als hilfreich ausgehandelt wurde, das aber nicht aus Vorschriftsgründen genutzt werden muss.
Optionales Case-Management lässt Wahlfreiheit sowohl für Patienten (ob sie es wünschen, dass verschiedene Helfersysteme zusammenarbeiten) als auch für professionelle Helfer (ob es ihnen nützlich und attraktiv erscheint zu kooperieren).
Fragestellung. In welchem Umfang existieren regionales Case-Management oder einrichtungsübergreifende Qualitätszirkel als

Angebot? Können Klienten entscheiden/mitbestimmen, ob ein solcher Austausch stattfindet?

Erhebungsmethode: Interviews mit Mitarbeitern verschiedener Berufsgruppen und Hierarchieebenen, fachliche Leitung (optional: Mitarbeiter als Reflecting Team).

4.3 Netzwerkvereinbarungen

Definition. Zwei (oder mehr) Einrichtungen vernetzen ihre Angebote und Ressourcen so, dass sie ein regionales Versorgungsangebot für die Standardversorgung einer Region machen können, durch das stationäre, teilstationäre, ambulante Bedürfnisse und Wünsche von Nutzern und anderen Partnern (Überweiser, Angehörige, Verbände, Politik oder Kultur) zur Gesundheitsförderung, Prävention, Akutversorgung und Rehabilitation abgedeckt werden. Der Verbund setzt ein hohes Maß an Kooperation und Kommunikation aller Beteiligten voraus, die ihre Konzepte, Wünsche, Angebote konsensfähig machen, Flexibilität ermöglichen, aber dabei selbständige Einheiten bleiben. An die Stelle von Konkurrenzunternehmen oder Konzernverschmelzungen treten Einrichtungsbiotope.

Fragestellung. Gibt es eine Vernetzung mit verwandten Einrichtungen und Überweisern, eventuell auch politischen und kulturellen Institutionen zur Absprache und gemeinsamen Nutzung von Ressourcen?

Erhebungsmethode: Interviews mit der fachlichen Leitung (Chefarzt, Leitender Psychologe oder Pädagoge), Pflegedienstleitung, Verwaltungsleitung/ Geschäftsführung (optional: Mitarbeiter als Reflecting Team).

Anwendungshinweise

1. Benutzung des Interviewleitfadens

Der Interviewleitfaden ist zu jedem Punkt unterteilt in: 1. *Definition*, die einen Einblick in den Hintergrund der Frage vermittelt, 2. *Fragestellung*, die einige mögliche Fragen zu dem Themengebiet anbietet, und 3. *Erhebungsmethode*, untergliedert in teilnehmende Beobachtung oder Interview. Der Interviewer hat die Freiheit, eigene Fragen zu jeder Überschrift zu formulieren und sich flexibel dem Gesprächsverlauf der Gruppendiskussion – auch in der Zusammenstellung des Fragenkatalogs – anzupassen. Da die Fragen sich an unterschiedliche Gesprächsteilnehmer richten, sollte die Lose-Blattsammlung vor den jeweiligen Interviews entsprechend zusammengestellt werden.

2. Auftragsklärung

Nicht nur im therapeutischen Kontext ist die Klärung des Auftrags eine wichtige Voraussetzung für den Prozess.

Bei der Auftragsklärung geht es um die oft unterschiedlichen Interessen und Erwartungen der verschiedenen Beteiligten. Welches Interesse, welche Frage oder welches Anliegen verbindet die Einrichtung mit dieser Reflexionsmöglichkeit ihrer Arbeit?

Mit dem Besuch eines externen Beobachters kann sich eine Einrichtung eine *generelle* Einschätzung einholen: In welchen Bereichen hat sie bereits systemische Elemente in ihren Alltag verankert, was davon erscheint nützlich und was nicht, was soll weiterentwickelt werden? Eine Einrichtung kann aber auch einen aktuellen *Fokus* für die Verwertung der Interviews und Beobachtungen wählen, wie zum Beispiel die Umstrukturierung einer Station oder die Einführung des Multiprofessionellen Teams in einer Abteilung.

3. Auswahl der besuchten Einheiten

Je nach dem gewählten Fokus muss entschieden werden, ob die gesamte Einrichtung oder lediglich ausgewählte Stationen besucht werden. Ein Organigramm ermöglicht es dem Beobachter, dazu Hypothesen zu bilden und eventuell die Auftraggeber zu beraten.

4. Ankündigung

Die Ankündigung sollte möglichst ausführlich sein. In großen Einrichtungen mit vielen Mitarbeitern empfiehlt sich eine schriftliche Ankündigung 8 bis 10 Wochen vorher, eine weitere mündliche Ankündigung etwa 1 bis 2 Wochen vor dem Besuch mit der Reflexionsliste. Der Betriebsrat muss sein Einverständnis erklären. Bei kleinen Einrichtungen kann auch eine informelle mündliche Ankündigung genügen. Es sollte offen über Absicht und konkrete Durchführung des Besuchs gesprochen werden und Raum für eine Diskussion der Bedenken bestehen. Eine frühzeitige Entscheidung, welche Stationen aktiv beteiligt sein sollen, ist daher zu empfehlen. Dies vermindert diffuse Befürchtungen, erhöht die Bereitschaft zu Mitwirkung und fördert durch eine positive Erwartungshaltung der Mitarbeiter auch die Chance, dass die Reflexion zu einer Intervention wird.

5. Auswahl von Schlüsselpersonen und charakteristischen Veranstaltungen

Die Auswahl der besuchten Einheiten und der Anzahl der Interviewten bestimmt die Einrichtung mit Blick auf ihr aktuelles Anliegen. Die Teilnahme an den Interviews ist sowohl für Mitarbeiter als auch für Patienten und Angehörige freiwillig!

Als relevante Veranstaltungen für die teilnehmende Beobachtung bieten sich Teamsitzungen, Konferenzen, Fallbesprechungen oder Visiten an.

Als Interviewteilnehmer können ausgewählt werden: Pflegepersonal (eventuell unterschieden nach Hierarchieebenen), Sozialpädagoginnen/Pädagoginnen, Ärztinnen, Psychologinnen, verschiedene therapeutische Berufsgruppen, Patienten, Angehörige, Verwaltungsleiter oder das Leitungsgremium.

Gesprächsgruppen können sich entweder nach Berufszusammengehörigkeit zusammensetzen, das heißt, Pflegedienstmitarbeiter *oder* Ärzte *oder* Therapeuten *verschiedener* Stationen werden als Gruppe interviewt, oder verschiedene Berufsgruppen, die zusammenarbeiten bilden eine Gruppen, das heißt, Therapeuten *und* Ärzte *und* Pflegedienstmitarbeiter *derselben* Station.

Vorteil der Variante I: Gleiche Berufsgruppen, verschiedene Arbeitsbereiche. Mitarbeiter können sich über die berufsständischen Arbeitsbedingungen austauschen und erhalten Anregungen, wie mit ähnlichen Problemen auf anderen Stationen umgegangen wird.

Vorteil der Variante II: Verschiedene Berufsgruppen desselben Arbeitsbereichs. Besonders effektiv kann dies für jene Einrichtungen sein, in denen zwar zusammen gearbeitet, aber getrennt besprochen wird: Ärztekonferenz, Pflegebesprechung und Visiten bieten häufig wenig Raum für eine gemeinsame Kommunikation über das *Wie* der Alltagspraxis.

Variante III – Eine Beobachterin interviewt zwei Gruppen, wobei jeweils eine Gruppe als *Reflecting Team* für die andere dient und eine Rückmeldung zu dem Gehörten gibt. Dadurch sollen Gruppen miteinander in Kontakt kommen, deren Einstellungen und Handlungen relevant füreinander sind.

6. Gruppeninterviews

Nach unseren Erfahrungen ziehen wir Gruppeninterviews den Einzelinterviews vor, da sich die *einzeln* Befragten häufig zu stark exponiert und in ihrer Anonymität nicht sicher fühlen. Die Teilnehmer erfahren bereits in den Gruppeninterviews (und nicht erst in der Schlussrunde) etwas über die Sichtweisen der anderen. In einer Diskussion regen sich die Teilnehmer gegenseitig an, und so kommt das Wesentliche zur Sprache.

An Gruppeninterviews können bis zu fünf Personen teilnehmen. Größere Gruppen sind weniger effizient durch den steigenden Zeitbedarf.

7. Konkrete Vorbereitung

Es hat sich bewährt, eine konkrete Zeit und einen konkreten Ort für jedes Interview und die mündliche Rückmeldung an alle Interessierten vor dem Besuch festzulegen und bekannt zu geben.

Für die teilnehmende Beobachtung ist eine Einverständniserklärung der Patienten wegen des Datenschutzes nötig.

Die Gesprächsinhalte können entweder schriftlich protokolliert oder auf Audiokassetten aufgezeichnet werden. Die gewählte Vorgehensweise sollte bekannt gegeben werden. Für die Audioaufzeichnung sollte das Einverständnis aller Gesprächsbeteiligten vorliegen.

8. Man braucht einen Prozessverantwortlichen

Der *Prozess* der Bündelung, Koordination und Umsetzung der Anstöße und Ideen scheint nicht »einfach zu entstehen«, dafür sollten einer oder mehrere Organisationsmitglieder verantwortlich sein. Um die anregenden Ideen im Stations- oder Einrichtungsalltag weiterverarbeiten zu können, benötigen Mitarbeiterinnen ein Mandat. Daher sollte in der Einrichtung ein oder mehrere Mitarbeiter für die Planung und Organisation weiterführender Aktivitäten und Arbeitsgruppen verantwortlich zeichnen.

9. Die Rückmeldung

Der Reflexionslistenbesuch schließt mit einer mündlichen Rückmeldung, die sich aus den eigenen Eindrücken der Beobachterin und anonymisierten Zitaten interviewter Mitarbeiter zusammensetzt. Die Besucherin zeichnet ein Bild, das sie in ihrer Eingangsrede deutlich als subjektiven Momentausschnitt herausstellen sollte, damit für alle klar wird, dass nicht ein Urteil mit Wahrheitscharakter verkündet wird. Die Rückmeldung sollte zentrale Themen der Einrichtung benennen und in einen Zusammenhang mit der aktuellen Ausgangslage stellen.

Bei der mündlichen Rückmeldung besteht bereits die Möglichkeit zum Nachfragen an die Besucherin und Diskussion zwischen den Mitarbeitern.

Nach 4 bis 6 Wochen erfolgt eine schriftliche Rückmeldung, die in elaborierter Form die mündliche Rückmeldung wiedergibt. Die schriftliche Rückmeldung sollte allen Mitarbeiterinnen und Mitarbeiter zugänglich gemacht werden.

10. Leitung muss Raum für kommunikativen Austausch schaffen

Sollen die Reflexionsprozesse in einer Organisation Folgen haben, muss von der Leitung Zeit und Raum für einen kommunikativen Austausch zwischen den Organisationsmitgliedern zur Verfügung gestellt werden. Der Besuch hat eine Reflexion angeregt, die wiederum zu den Themen leiten kann, an denen die Einrichtung arbeiten möchte. Dazu benötigt sie einen Austausch der Mitarbeiter, der zum Beispiel in Form von Diskussionsforen, Open-Space-Konferenzen oder Team-Tagen stattfinden kann, um Arbeitsgruppen zu generieren.

Literatur

Alderfer, C. P. (1977): Change processes in organizations. In: M. D. Dunnette (Hg.): Handbook of industrial and organisational psychology. Chicago.

Angermeyer, M. C.; Matschinger, H.; Holzinger, A. (1997): Die Belastung der Angehörigen chronisch psychisch Kranker. Psychiatrische Praxis, 24: 215-220.

Armbruster, J. (1998): Praxisreflexion und Selbstevaluation in der Sozialpsychiatrie. Systemische Beiträge zur Methodenentwicklung. Freiburg.

Bateson, G. (1981): Ökologie des Geistes. Frankfurt a. M. u. a., S. 580-597.

Bateson, G. (1984): Geist und Natur. Frankfurt a. M..

Bateson, G.; Jackson, D.,D.; Laing, R.,D.; Lidz, T.; Wynne, L.,D. et al. (1974): Schizophrenie und Familie. Frankfurt a. M.

Baumgartner, I.; Häfele, W.; Schwarz, M.; Sohn, K. (1995): OE-Prozesse. Die Prinzipien systemischer Organisationsentwicklung. Bern.

Bengel, J.; Koch, U. (1988): Evaluationsforschung im Gesundheitswesen. In: U. Koch, G. Lucius-Hoene u. R. Stegie (Hg.): Handbuch der Rehabilitationspsychologie. Heidelberg, S. 321-347.

Berger, M. (1995): Qualitätssicherung - Eine Standortbestimmung. In: H.-J. Haug u. R.-D. Sieglitz (Hg.): Qualitätssicherung in der Psychiatrie. Stuttgart.

Borwick, I. (1990): Systemische Beratung von Organisationen. In: G. Fatzer u. C. D. Eck (Hg.): Supervision und Beratung. Köln.

Bowers, D.; Hausser, D. (1977): Workgroup types and intervention effects in organisation development. Administrative Science Quarterly, 22: 76-94.

Brandau, H. (1991): Systemische Supervision. Salzburg.

Braun, G. E.; Spindler, K.; Strosche, H.; Schmutte, A. M. (1996): Führen und Wirtschaften im Krankenhaus, 1: 75-78.

Buchinger K. (1997): Supervision in Organisationen. Heidelberg.

Buck, D.; Bock, T. (1991): Selbst-Verständlichkeit von Psychosen. In: T. Bock u. H. Weigand (Hg.): Hand-werks-buch Psychiatrie. Bonn.

Caby, F.; Geiken, G. (2000): Symposium »Systemische Therapie und Orgnaisationsentwicklung in psychiatrischen Einrichtungen – Zum Stand der Kunst –03./04. Februar 2000 in Heidelberg. Vortrag: Neue Settings systemischer Selbstreflexion.

Ciompi, L. (1982): Affektlogik. Über die Struktur der Psyche und ihre Entwicklung. Ein Beitrag zur Schizophrenieforschung. Stuttgart.

Comelli, G. (1997): Mitarbeiterbefragungen und Organisationsentwicklungsprozesse. In: W. Bungard u. I. Jöns (Hg.): Mitarbeiterbefragung. Ein Instrument des Innovations- und Qualitätsmanagements. Weinheim.

Deissler, K.; Keller, Th.; Schug, R. (1995): Kooperative Gesprächsmoderation. Zeitschrift für Systemische Therapie 13 (1): 12–30.

Deppe, H. U. (1997): Wettbewerb im Gesundheitswesen: Ökonomische Grenzen und ethische Fragen. Systhema 11 (1) 31–41.

Donabedian, A. (1966): Evaluation of the quality of medical care. Milbank Mem Fund Quart, 44: 66–203.

Dreher, M.; Dreher, E. (1995): Gruppendiskussionsverfahren. In: U. Flick, E. von Kardorff, H. Keupp, L. von Rosenstiel u. S. Wolff (Hg.): Handbuch qualitative Sozialforschung. Grundlagen, Konzepte, Methoden und Anwendungen. Weinheim.

Edding, C. (1982): Friede im Altersheim? Ein Lern- und Lehrstück. Organisationsentwicklung, 1, 4: 1–10.

Fähndrich, E.; Smolka, M. (1998): Die Psychiatrische Abteilung im Urteil der Patienten. Psychiat. Prax., 25: 72–75.

Filsinger, D.; Hinte, W. (1988): Praxisforschung: Grundlagen, Rahmenbedingungen und Anwendungsbereiche eines Forschungsansatzes. In: M. Heiner (Hg.): Praxisforschung in der sozialen Arbeit. Freiburg.

Flick, U. (1995): Stationen des qualitativen Forschungsprozesses. In: U. Flick, E. von Kardorff, H. Keupp, L. von Rosenstiel u. S. Wolff (Hg.): Handbuch qualitative Sozialforschung. Grundlagen, Konzepte, Methoden und Anwendungen. Weinheim.

Flick, U. (1998): Qualitative Sozialforschung. 3. Aufl. Hamburg.

Forrester, J. (1971): Planung unter dem dynamischen Einfluß komplexer sozialer Systeme. In: V. Ronge u. G. Schmieg (Hg.): Politische Planung in Theorie und Praxis. München.

Friczewski, F. (1985): Ganzheitlich-qualitative Methoden in der Stressforschung. In: G. Jüttemann (Hg.): Qualitative Forschung in der Psychologie. Weinheim.

Fürstenau, P. (1990): Interview über Supervision. Sozialpsychiatrische Informationen 2, 2–6.

Gaebel, W. (1995): Qualitätssicherung in der klinisch-stationären Versorgung. In: H.-J. Haug u. R.-D. Sieglitz (Hg): Qualitätssicherung in der Psychiatrie. Stuttgart.

Gebert, D.; Rosenstiel, L. von (1989): Organisationspsychologie. Stuttgart.

Gebert, D. (1995): Organisation. In: U. Flick, E. von Kardorff, H. Keupp, L. von Rosenstiel u. S. Wolff (Hg.): Handbuch Qualitative Sozialforschung. Grundlagen, Konzepte, Methoden und Anwendungen. Weinheim.

Glaser, B. G.; Strauss, A. L. (1967): The discovery of grounded theory. Chicago.

Glaser, B. G. (1978): Theoretical sensibility. Mill Valley, Ca.

Glasl, F.; Lievegoed, B. (1996): Dynamische Unternehmensentwicklung. Stuttgart.

Goolishian, H. A.; Anderson, H. (1988): Menschliche Systeme: Einige Gedanken zu Problemen, die sie uns zeigen und wie wir damit umgehen. In: L. Reiter, E. J. Brunner, S. Reiter-Theil (Hg.): Von der Familientherapie zur systemischen Perspektive. Berlin.

Greve, N. (2000): Symposium »Systemische Therapie und Orgnaisationsentwicklung in psychiatrischen Einrichtungen – Zum Stand der Kunst – 03./04. Februar 2000 in Heidelberg. Vortrag: Regionale Kooperation-Fallstricke und Lösungen: Einzelfallbezogene kooperation mehrerer gemeindepsychiatrischer Dienste.

Gromann, P. (2000): Symposium »Systemische Therapie und Orgnaisationsentwicklung in psychiatrischen Einrichtungen – Zum Stand der Kunst – 03./04. Februar 2000 in Heidelberg. Vortrag: Regionale Kooperation-Fallstricke und Lösungen: Regionale Versorgungsqualität aus Patientensicht.

Grossmann, R. (1993): Organisationsentwicklung durch Projektmanagement. In: J. Pelikan, H. Demmer u. Hurrelmann, K. (Hg.): Gesundheitsförderung durch Organisationsentwicklung. Weinheim.

Groth, K. (2000): Symposium »Systemische Therapie und Orgnaisationsentwicklung in psychiatrischen Einrichtungen – Zum Stand der Kunst – 03./04. Februar 2000 in Heidelberg. Vortrag: Verhandeln in der Erwachsenenpsychiatrie: 10-Jahres-Verträge

Güntert, B.; Brinkmann, H. (1997): Fragebogen zur Angehörigenzufriedenheit. Fakultät für Gesundheitswissenschaften, AG 5: Management im Gesundheitswesen, Universität Bielefeld.

Häfele, W. (1993): Systemische Organisationsentwicklung: Eine evolutionäre Strategie für kleine und mittlere Organisationen. Frankfurt a. M.

Hauser, E. (1991): Coaching: Führung für Geist und Seele. In: W. Feix (Hg): Personal 2000 – Visionen und Strategien erfolgreicher Personalarbeit. Wiesbaden.

Heiner, M. (1998): Experimentierende Evaluation: Ansätze zur Entwicklung lernender Organisationen. Weinheim.

Heiner, M. (Hg.) (1988a): Praxisforschung in der sozialen Arbeit. Freiburg.

Heiner, M. (Hg.) (1988b): Selbstevaluation in der sozialen Arbeit. Freiburg.

Herrmann-Woitas, E. (2000): Der integrierte Behandlungs- und Rehabilitationsplan (IBRP) im psychiatrischen Wohnverbund: eine Prozess- und Ergebnisevaluation. Dissertation, Medizinische Fakultät, Universität Heidelberg.

Herrmann-Woitas, E.; Speicher, J.; Schweitzer, J. (2000): Personenorientierung im Psychiatrischen Wohnverbund – Was nutzt der IBRP. Sozialpsychiatrische Information 3: 22–30.

Hinterhuber, H.; Laske, St. (1984): Zukunftsorientierte Unternehmenspolitik. Freiburg.

Hirschenberger, N.; Nicolai, E.; Schweitzer, J.; Weber, G. (1998): Das Projekt »Organisationsentwicklung in psychiatrischen Einrichtungen« – Zielsetzung, Geschichte und Forschungsansatz. In: E. J. Brunner, P. Bauer u. S. Volkmar (Hg.): Soziale Einrichtungen bewerten. Freiburg.

Hopf, C. (1995): Qualitative Interviews in der Sozialforschung. In: U. Flick, E. von Kardorff, H. Keupp, L. von Rosenstiel u. S. Wolff (Hg.): Handbuch qualitative Sozialforschung. Grundlagen, Konzepte, Methoden und Anwendungen. Weinheim, S. 177–182.

Horn, K. (1979): Aktionsforschung. Balanceakt ohne Netz? Methodische Kommentare. Frankfurt a. M.

Imber-Black, E. (1992): Familien und größere Systeme. Heidelberg.

Ipsen, S. K. (1978): Das Konstrukt Zufriedenheit. Soziale Welt, 1: 44–53.

Johannsen, J. (1992): Systemische Therapie mit Älteren. In: R. D. Hirsch, J. Bruder, H. Radebold u. H. K. Schneider (Hg.): Multimorbidität im Alter. Bern.

Johannsen, J. (1994): Beobachtungen und Interventionen bei Dementen und ihrem Beziehungssystem aus systemischer Sicht. In: R. D. Hirsch (Hg.): Psychotherapie bei Demenzen. Darmstadt.

Johannsen, J. (1995): Interventionen in der Gerontopsychiatrie aus systemischer Sicht. In: N. J. Jovic u. A. Uchtenhagen (Hg.): Psychotherapie und Altern – Methoden und Erfahrungen. Zürich.

Johannsen, J. (1996): Systemische Therapie in der Alterspsychiatrie. U. H. Peters, M. Schifferdecker u. A. Krahl (Hg.): 150 Jahre Psychiatrie. Köln.

Johannsen, J. (1997): Die Angehörigenvisite – ein besonderes Kooperationsmodell. Vortrag »Mitteldeutsche Psychiatrietage«, 18./19. April 1997, Halle/Saale.

Jungblut-Wischmann, P. (1996): Kunden im weißen Kittel – wie bilden sich zuweisend Ärzte ihre Meinung über Kliniken? Krankenhaus Umschau, 9: 676–679.

Kalman, T. P. (1983): An overview of patient satisfaction treatment. Hospital Community Psychiatry, 34: 48–54.

Kappler, E. (1980): Aktionsforschung. In: E. Grochla (Hg.): Handwörterbuch der Organisation. 2. Auflage. Stuttgart, S. 52–64.

Keller, T. (1996): Karrieren der Kooperation. Systemische Arbeitsformen im Alltag des Psychiatrischen Krankenhauses. In: T. Keller u. N. Greven (Hg.): Systemische Perspektiven in der Psychiatrie. Bonn.

Keller, T. (Hg.) (1988): Sozialpsychiatrie und systemisches Denken. Das erste Langenfelder Symposion. Bonn.

Kiresuk, T. J.; Sherman, R. E. (1968): Goal attainment scaling: A general method for evaluating comprehensive community mental health programs. Community Mental Health Journal, 4 (6): 443–453.

Klekamp, G. (2000) Symposium »Systemische Therapie und Orgnaisationsentwicklung in psychiatrischen Einrichtungen – Zum Stand der Kunst – 03./04. Februar 2000 in Heidelberg. Vortrag: Institutionalisierung systemischer Familienberatung/ -therapie: Systemische Ansätze in einer Komplexeinrichtung.

Klekamp, G., Knirsch, P., Vieten, B. (1996): Systemische Ansätze in einer Großinstitution der psychosozialen Versorgung – »Aus der Backstube kleiner Brötchen«. Systema, 10/2: 53–66.

König, E.; Volmer, G. (1999): Systemische Organisationsberatung. Grundlagen und Methoden. Weinheim.

Kowerk, H. (1986): Ein Ansatz zu einer systemischen Betrachtungsweise von Familientherapie unter stationären Bedingungen. Zeitschrift für systemische Therapie, 4 (1): 4–9.

Kramer, B.; Simon, M.; Katschnig, H. (1996): Die Beurteilung psychiatrischer Berufsgruppen durch die Angehörigen. Psychiatrische Praxis, 23: 29–32.

Kraus, W. (1995): Qualitative Evaluationsforschung. In: U. Flick, E. von Kardorff, H. Keupp, L. von Rosenstiel u. S. Wolff (Hg.): Handbuch qualitative Sozialforschung. Grundlagen, Konzepte, Methoden und Anwendungen. Weinheim, S. 412–415.

Kriz, J.; Lisch, R. (1988): Methodenlexikon für Mediziner, Psychologen, Soziologen. Weinheim.

Krüger, M. (2000): Symposium »Systemische Therapie und Orgnaisationsentwicklung in psychiatrischen Einrichtungen – Zum Stand der Kunst – 03./04. Februar 2000 in Heidelberg. Vortrag: Verhandeln in der Erwachsenenpsychiatrie: Behandlungsmenue.

Kühn, H. (1995) Wettbewerb im Gesundheitswesen. Dr. med. Mabuse – Zeitschrift im Gesundheitswesen, 20 (94): 38–41.

Kvale, S. (1995): Validierung: Von der Beobachtung zu Kommunikation und Handeln. In: U. Flick, E. von Kardorff, H. Keupp, L. von Rosenstiel u. S. Wolff (Hg.): Handbuch qualitative Sozialforschung. Grundlagen, Konzepte, Methoden und Anwendungen. Weinheim.

Legewie, H. (1995): Beobachtungsverfahren. In: U. Flick, E. von Kardorff, H. Keupp, L. von Rosenstiel u. S. Wolff (Hg.): Handbuch qualitative Sozialforschung. Grundlagen, Konzepte, Methoden und Anwendungen. Weinheim.

Leimkühler, A. M.; Müller, U. (1996): Patientenzufriedenheit – Artefakt oder soziale Tatsache? Nervenarzt, 67: 765–773.

Lempp, R. (1992): Vom Verlust der Fähigkeit, sich selbst zu betrachten. Eine entwicklungspsychologische Erklärung der Schizophrenie und des Autismus. Bern.

Loth, W. (1998): Auf den Spuren hilfreicher Veränderungen – das Entwickeln klinischer Kontrakte. Dortmund.

Ludewig, K. (1992): Systemische Therapie. Grundlagen klinischer Theorie und Praxis. Stuttgart.

Ludewig, K.; Schwarz, R.; Kowerk, H. (1984): »Psychotische« Jugendliche und systemische Familientherapie. Familiendynamik, 9 (2): 108–125.

Luhmann, N. (1984): Soziale Systeme. Grundriß einer allgemeinen Theorie. Frankfurt a. M.

Madelung, E. (1996): Kurztherapien – Neue Wege zur Lebensgestaltung. München.

Maischein, L.; Tebbe, B. (2000): »Wenn ich hier der Chefarzt wäre, dann würde ich ...« Veränderungen in einer psychiatrischen Klinik. Dissertation, Medizinische Fakultät, Universität Heidelberg.

Malik, F. (1989): Strategie des Managements komplexer Systeme. Stuttgart.

Mans, E. J. (1995): Die Patientenzufriedenheit als Kriterium der Qualitätssicherung in der stationären psychosomatischen Rehabilitation. Das Gesundheitswesen, 57 (2): 63–68.

Maturana, U.; Varela, F. (1975): Autopoietische Systeme: eine Bestimmung der lebendigen Organisation. In: U. Maturana (1982): Erkennen: Die Organisation und Verkörperung von Wirklichkeit. Braunschweig, S. 170–235.

Mayring, P. (1995): Qualitative Inhaltsanalyse. In: U. Flick, E. von Kardorff, H. Keupp, L. von Rosenstiel u. S. Wolff (Hg.): Handbuch qualitative Sozialforschung. Grundlagen, Konzepte, Methoden und Anwendungen. Weinheim, S. 209–213.

Mayring P. (1995a)Qualitative Inhaltsanalyse – Grundlagen und Techniken. Weinheim.

Mecklenburg, H.; Ruth, A. (2000): Symposium »Systemische Therapie und Orgnaisationsentwicklung in psychiatrischen Einrichtungen – Zum Stand der Kunst – 03./04. Februar 2000 in Heidelberg. Vortrag: Verhandeln in der Erwachsenenpsychiatrie: Verträge in der Versorgungsregion.

Möller, H.-J.; Leimkühler, A. M. (1995): Qualitätssicherung in der psychiatrischen Forschung. In: H.-J. Haug u. R.-D. Sieglitz (Hg.): Qualitätssicherung in der Psychiatrie. Stuttgart, S. 63–91.

Moser, C.; Margreiter, J. (2001): Systemische Praxis in der Akutpsychiatrie – Das Haller Modell. Familiendynamik, 26 (2): 135–151.

Moser, H. (1977): Praxis der Aktionsforschung. München.

Neuberger, O.(1995): Unternehmenskultur. In: U. Flick, E. von Kardorff, H. Keupp, L. von Rosenstiel u. S. Wolff (Hg.): Handbuch qualitative Sozialforschung. Grundlagen, Konzepte, Methoden und Anwendungen. Weinheim.

Nicolai, E. (2001): Wenn Einrichtungen Besuch bekommen ... Die »Reflexionsliste Systemische Prozessgestaltung« als Forschungs- und Interventionsinstrument. Dissertation, Medizinische Fakultät, Universität Heidelberg.

Nicolai, E.; Hirschenberger, N.; Schweitzer, J.; Weber, G. (2001): Organisationsentwicklung unter systemischer Blickrichtung: Ergebnisse eines Praxisforschungsprojektes und Konsequenzen für die psychiatrische Führungskraft. In: G. Tergeist (Hg.): Führen und Leiten in psychiatrischen Einrichtungen. Bonn.

Nicolai, E.; Schweitzer, J.; Weber, G.; Hirschenberger, N.; Verres, R. (2001): Woran erkennt man, daß psychiatrische Organisationen »systemisch arbeiten«? Familiendynamik, 26.

Pallenberg, J. (2000): Symposium »Systemische Therapie und Organisationsentwicklung in psychiatrischen Einrichtungen – Zum Stand der Kunst – 03./04. Februar 2000 in Heidelberg. Vortrag: Einige (Hypo-) Thesen zum Umgang mit Medikamenten in der Psychiatrie unter Einbeziehung systemischer Denkweisen.

Pascoe, G. C. (1983): Patient Satisfaction in Primary Health Care: A Literature Review and Analysis. Evaluation and Programm Planning, 6: 185.

Pelikan, J.; Lobnig, H.; Nowak, P. (1993): Das Wiener WHO-Modellprojekt »Gesundheit und Krankenhaus« – Konzepte, Strategien, Methoden. In: J. Pelikan, H. Demmer u. K. Hurrelmann (Hg.): Gesundheitsförderung durch Organisationsentwicklung. Weinheim.

Priebe, S.; Gruyters, T.; Heinze, M.; Hoffmann, C.; Jäkel, A. (1995): Subjektive Evaluationskriterien in der psychiatrischen Versorgung – Erhe-

bungsmethoden für Forschung und Praxis. Psychiatrische Praxis, 22: 140-144.
Raspe, H. H. (1983): Aufklärung und Information im Krankenhaus. Göttingen.
Reibnitz, C. von; Güntert, B. (1996): Was bedeutet Zufriedenheit aus Sicht der Patienten? Führen und Wirtschaften im Krankenhaus, 3: 260-265.
Resch, F. (1996): Entwicklungspsychopathologie des Kindes- und Jugendalters. Ein Lehrbuch. Weinheim.
Retzer, A. (1994): Familie und Psychose. Stuttgart.
Retzer, A. (1994): Compliance, Krankheitstheorien und familiäre Interaktion. Familiendynamik, 19 (2): 101-121.
Retzer, A. (1994): Familie und Psychose. Stuttgart.
Retzer, A. (1994b): Compliance, Krankheitstheorien und familiäre Interaktion. Familiendynamik, 19 (2): 101-121.
Retzer, A.; Weber, G. (1991): Praxis der systemischen Therapie psychotischen Verhaltens. In: Retzer, A. (Hg.): Die Behandlung psychotischen Verhaltens. Heidelberg.
Rotthaus, W. (1990): Systemische stationäre Kinder- und Jugendpsychiatrie. Dortmund.
Rühl, U. (1998): Unsere Erfahrungen mit der Psychiatrie. Psychosoziale Umschau, 13/4: 29-32.
Scheidt, P.; Schweitzer, J.; Maischein, L; Tebbe, B.; Hirschenberger, N.; Enßle, M.; Krause, U.; Voigtländer, W. (2001): »Wenn ich hier der Chefarzt wäre ...« - Interventive Interviews mit den Patienten und Mitarbeitern einer psychiatrischen Abteilung. In: Psychiatrische Praxis, 4 (28): 158-162.
Schiepek, G. (1991): Systemtheorie der Klinischen Psychologie. Braunschweig.
Schlippe, A. von; Schweitzer, J. (1996): Lehrbuch der systemischen Therapie und Beratung. Göttingen.
Schweitzer, J.; Reuter, D. (1991): Systemisches Denken in der Heimerziehung. Anregungen für Pädagogik, Beratung und Organisation. Praxis der Kinderpsychologie und -psychiatrie, 40: 171-176.
Schweitzer, J.; Schumacher, B. (1995): Die unendliche und die endliche Psychiatrie. Zur Dekonstruktion von Chronizität. Heidelberg.
Schweitzer, J. (1984): Nische oder Neubau - Zum Verhältnis von Psychiatrie und Systemischer Therapie. Zu den Grenzen der Koevolution von Psychiatrie und systemischer Therapie. Zeitschrift für Systemische Therapie, 2: 47-50.
Schweitzer, J. (1984): Systemische Jugendpsychiatrie. Familiendynamik 9 (2), 96-107
Schweitzer, J. (1987): Therapie dissozialer Jugendlicher. Weinheim.

Schweitzer, J. (1989): Professionelle (Nicht)-Kooperation. Ihr Beitrag zur Eskalation dissozialer Karrieren. In: Zeitschrift für systemische Therapie, 7 (4): 247–254

Schweitzer, J. (1995): Kundenorientierung als systemische Dienstleistungsphilosophie. Familiendynamik 20 (3) 292–221.

Schweitzer, J. (1995): Teamsupervision – Opium für das Volk? In: A. Bendner u. S. J. Peterson (Hg.): Neue Lernkultur in Unternehmen. Frankfurt a. M.

Schweitzer, J. (1998): Gelingende Kooperation. Systemische Weiterbildung in Gesundheits- und Sozialberufen. Weinheim.

Schweitzer, J.; Armbruster, J.; Menzler-Fröhlich, W.; Rein, G.; Bürgy, R. (1995): Der ambulante Umgang mit »Pathologie« und »Chronizität« im Sozialpsychiatrischen Dienst mit betreutem Wohnangebot. In: J. Schweitzer u. B. Schumacher (1995): Die unendliche und die endliche Psychiatrie. Zur Dekonstruktion von Chronizität. Heidelberg.

Schweitzer, J.; Nicolai, E. (2001): Systemische Familienorientierung in psychiatrischen Organisationen. In: Wirsching, M.; Scheib, P. (Hg): Lehrbuch der Familientherapie. Heidelberg/Berlin.

Schweitzer, J.; Weber, G.; Nicolai, E.; Hirschenberger, N.; Verres, R. (2000): Besuche mit der Reflexionsliste – Ein Instrument systemischer Organisationsentwicklung in psychistrischen Einrichtungen. Organisationsentwicklung, 19 (4), 40–49.

Schweitzer, J.; Grünwald, H. (2003): SYMPA – ein systemisches Großexperiment. Systeme 17 (1): 36–46.

Segal, L. (1988): Die Geschichte vom 18. Kamel oder die Welt als Erfindung. Zum Konstruktivismus Heinz von Foersters. München.

Seikkula, J. (1996): Die Koppelung von Familie und Krankenhaus. In: T. Keller u. N. Greve (Hg.): Systemische Praxis in der Psychiatrie. Bonn.

Seikkula, J. (1996): Psychotisches Verhalten als eine Geschichte der gegenwärtigen Interaktion. Ein sozial-konstruktionistisches Verständnis der Psychose. Zeitschrift für systemische Therapie, 14 (1): 4–17.

Selbmann, H. K. (1992): Qualitätssicherung in der ambulanten Versorgung. Fortschritte in der Medizin, 110: 183–186.

Selvini Palazzoli, M.; Boscolo, L.; Cecchin, G.; Prata, G. (1977): Paradoxon und Gegenparadoxon. Stuttgart.

Selvini Palazzoli, M.; Boscolo, L.; Cecchin, G.; Prata, G. (1979): Gerade und ungerade Tage. Familiendynamik, 4 (2): 138–147.

Selvini Palazzoli, M.; Prata, G. (1985): Eine neue Methode zur Erforschung und Behandlung schizophrener Familien. In: Stierlin, H. et al. (Hg.): 275–282

Sievers, B. (Hg.) (1977): Organisationsentwicklung als Problem. Stuttgart.

Simon, F. (1995): Meine Psychose, mein Fahrrad und ich. Heidelberg.

Simon, F.; Weber, G.; Stierlin, H.; Retzer, A. u. Schmidt, G. (1989): Schizoaffektive Muster: eine systemische Beschreibung. Familiendynamik 14 (3), 190–213.

Spiessl, H.; Cording, H.; Klein, H. E. (1995): Erfassung der Patientenzufriedenheit in der Psychiatrie. Krankenhauspsychiatrie, 6: 156– 59.

Spitczok v. Brisinski, I. (2000): Symposium »Systemische Therapie und Orgnaisationsentwicklung in psychiatrischen Einrichtungen – Zum Stand der Kunst« – 03./04. Februar 2000 in Heidelberg. Vortrag: Gibt es eine systemische Psychopharmakotherapie: Chemische Keule oder Zaubertrank? – Systemische Psychopharmakotherapie in der Kinder- und Jugendpsychiatrie.

Stierlin, H. (1979): Status der Gegenseitigkeit: Die fünfte Perspektive des Heidelberger familiendynamischen Konzepts. Familiendynamik, 4: 106–116.

Stierlin, H. (1988): Prinzipien systemischer Therapie. In: F. B. Simon (Hg.): Lebende Systeme. Heidelberg.

Stierlin, H. (1991): Die Idee der Geisteskrankheit im Lichte systemischtherapeutischer Erfahrung. In: H. Stierlin: Hölderlin, Nietzsche und das Verrückte. Heidelberg.

Verres, R.; Klusmann, D. (1997) (Hg.): Strahlentherapie im Erleben der Patienten. Leipzig u. Heidelberg.

Vieten, B. (1998): Von der Anstalt – zur Patientenorientiertung. Organisatorische Fragen im Prozess der Enthospitalisierung: eine Fallstudie. Universität Bielefeld (unveröffentl. Manuskript).

Wagner, R. H. (Hg.) (1995): Praxis der Veränderung in Organisationen. Göttingen.

Walger, G. (Hg.) (1995): Formen der Unternehmensberatung. Köln.

Watzlawick, P.; Weakland, J. (Hg.) (1980): Interaktion. Bern.

Watzlawick, P. (1981): Die erfundene Wirklichkeit. München.

Watzlawick, P.; Beavin, J.; Jackson, D. (1969): Menschliche Kommunikation. Stuttgart.

Weber, G.; Retzer, A. (1991): Praxis der systemischen Therapie psychotischen Verhaltens. In: Retzer, A. (Hg.): Die Behandlung psychotischen Verhaltens. Heidelberg.

Weber, G. (1993): Zweierlei Glück. Die systemische Therapie Bert Hellingers. Heidelberg.

Weber, G.; Simon, F.; Stierlin, H. u. Schmidt, G. (1987): Familientherapie bei manisch-depressivem Verhalten. Familiendynamik, 12 (2): 139–161.

Wehrmann, H. (1995): System- und evolutionstheoretische Betrachtungen der Organisationsentwicklung. Frankfurt a. M.

Willke, H. (1989): Systemtheorie entwickelter Gesellschaften. Dynamik und Riskanz moderner gesellschaftlicher Selbstorganisation. Weinheim u. München.

Willke, H. (1992): Beobachtung, Beratung und Steuerung von Organisationen in systemtheoretischer Hinsicht. In: R. Wimmer (Hg.): Organisationsberatung. Neue Wege und Konzepte. Wiesbaden.

Willke, H. (1993): Systemtheorie I. Eine Einführung in die Grundprobleme der Theorie sozialer Systeme. Stuttgart.

Willke, H. (1995): Systemtheorie III. Steuerungstheorie. Stuttgart.

Willke, H. (1996): Systemtheorie II. Interventionstheorie. Stuttgart.

Wimmer, R. (1992) (Hg.): Organisationsberatung. Wiesbaden.

Die Autoren

Prof. Dr. rer. soc. Jochen Schweitzer, Dipl.-Psych., ist Stellvertretender Direktor der Abteilung Medizinische Psychologie im Zentrum Psychosoziale Medizin der Universität Heidelberg und Lehrtherapeut für Systemische Therapie.

Dr. sc. hum. Elisabeth Nicolai ist Professorin für Beratungspsychologie an der Evangelischen Fachhochule Ludwigsburg und Dozentin am Helm-Stierlin-Institut Heidelberg.

Dr. sc. hum. Nadja Hirschenberger ist Klinische Psychologin an der Fachklinik Eußerthal – Rehabilitationsklinik für Abhängigkeitserkrankungen und in freier Mitarbeit als Psychologische Psychotherapeutin in einer Heidelberger Praxis beschäftigt.

Psychotherapie der Suizidalität

HAMBURGER BEITRÄGE ZUR PSYCHOTHERAPIE
DER SUIZIDALITÄT

1: Georg Fiedler /
Reinhard Lindner (Hg.)
So hab ich doch was in mir, das Gefahr bringt
Perspektiven suizidalen Erlebens
1999. 190 Seiten mit 4 Abb., kart.
ISBN 3-525-45837-1

2: Paul Götze /
Monika Richter (Hg.)
Aber mein Inneres überläßt mir selbst
Verstehen von suizidalem Erleben und Verhalten
2000. 172 Seiten, kart.
ISBN 3-525-45900-9

3: Benigna Gerisch /
Ilan Gans (Hg.)
Ich kehre in mich selbst zurück und finde eine Welt
Autodestruktivität und chronische Suizidalität
2001. 148 Seiten, kart.
ISBN 3-525-45901-7

4: Benigna Gerisch /
Ilan Gans (Hg.)
So liegt die Zukunft in Finsternis
Suizidalität in der psychoanalytischen Behandlung
2003. 162 Seiten, kart.
ISBN 3-525-45902-5

5: Ines Kappert / Benigna Gerisch /
Georg Fiedler (Hg.)
Ein Denken, das zum Sterben führt
Selbsttötung – das Tabu und seine Brüche
2004. 200 Seiten, kart.
ISBN 3-525-45903-3

Elmar Etzersdorfer / Georg
Fiedler / Michael Witte (Hg.)
Neue Medien und Suizidalität
Gefahren und Interventionsmöglichkeiten
Unter Mitarb. von Jürgen Schramm und Jürgen Kratzenstein. 2003. 294 Seiten mit 12 Abb. und 3 Tab., kart.
ISBN 3-525-46175-5

Jürgen Kind
Suizidal
Die Psychoökonomie einer Suche
3. Auflage 1998. 203 Seiten, kart.
ISBN 3-525-45749-9

Erik Wenglein / Arno Hellwig /
Matthias Schoof (Hg.)
Selbstvernichtung
Psychodynamik und Psychotherapie bei autodestruktivem Verhalten
1996. 187 Seiten mit 9 Abb. und 27 Tab., kart. ISBN 3-525-45786-3

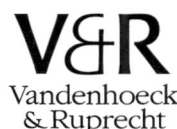

Vandenhoeck & Ruprecht